DE

LA MYDRIASE

PAR

Élie PERCEPIED,

Docteur en médecine de la Faculté de Paris.

PARIS

V. ADRIEN DELAHAYE ET Ce, LIBRAIRES-ÉDITEURS

PLACE DE L'ÉCOLE-DE-MÉDECINE.

1876

DE

LA MYDRIASE

PAR

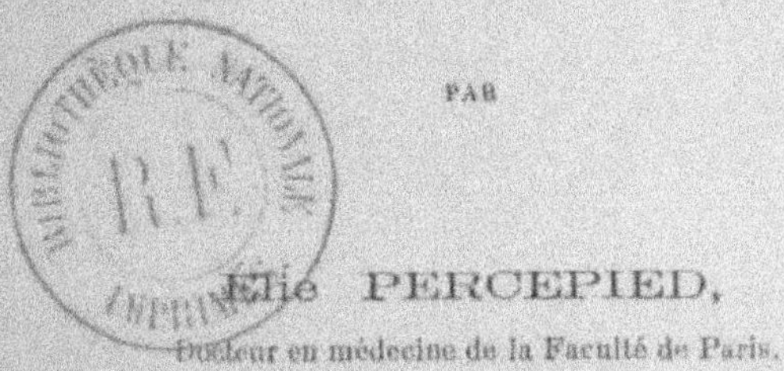

Élie PERCEPIED,
Docteur en médecine de la Faculté de Paris.

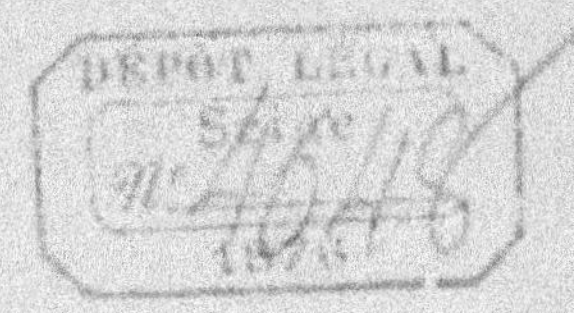

PARIS
V. ADRIEN DELAHAYE ET Cᵉ, LIBRAIRES-ÉDITEURS
PLACE DE L'ÉCOLE-DE-MÉDECINE.

1876

DE LA MYDRIASE

Le sujet que nous avons entrepris était long et difficile, nous avons fait notre possible pour être à la hauteur de notre tâche, mais nous n'oserions dire que nous avons réussi.

Nous avons insisté sur ceci : savoir que la mydriase n'est qu'un symptôme et que le médecin qui la rencontre doit rechercher quelles sont les causes qui l'ont déterminée.

En parlant du traitement, nous avons insisté sur l'électricité, qui, là comme dans beaucoup d'autres affections oculaires, est destinée à rendre de grands services et paraît être est un des plus puissants agents de guérison dont nous puissions disposer.

Nous remercions MM. les Drs Tavignot, Meyer et Landolt de leur bienveillant accueil et de l'obligeance avec laquelle ils ont mis à notre disposition les documents qu'ils avaient en mains.

HISTORIQUE ET DIVISION DU SUJET.

La mydriase (ἀμυδρὸς obscur) est la dilatation exagérée et permanente de la pupille, on lui a aussi donné le nom plus vrai de platychoria (πλατὺς large et κόρη pupille).

Cette affection était connue des anciens ; citée par Celse, qui en fait un synonyme de l'amaurose (1), elle fut définie et divisée en congénitale et acquise par Galien ; il dit qu'elle est toujours nuisible à la vue (2).

Pline fait mention des mydriatiques (3), Oribase, Aétius, Paul d'Egine (4) ont insisté sur un phénomène qui a attiré aussi l'attention des observateurs modernes : c'est la micropsie. Elle a été niée par beaucoup de médecins (Actuarius) ; certains ont même prétendu, comme Tiépolt, que les objets, loin de paraître plus petits aux mydriasiques, paraissaient, au contraire, plus grands. Nous verrons, qu'en pareil cas, il faut tenir grand compte de l'état de la réfraction oculaire et ne pas s'en rapporter entièrement au dire des malades.

Dans le moyen âge, on trouve peu d'auteurs qui se soient occupés de cette question, il faut arriver au XVIIe siècle, pendant lequel parurent les ouvrages de Bathier et Menioli ; au XVIIIe, nous devons signaler les

(1) Celse. De re med., liber VI, cap. VI.
(2) Galien. Meth. med., lib. III, cap. II.
(3) Pline. Hist. nat., lib. XXV, cap. XIII.
(4) Paul d'Egine. De re medica, lib. III, cap. XXII. De morbis oculorum.

mémoires de Boehmer, Vater, la thèse de Neuffer, les écrits de Demours et les études de Rains sur la belladone. De nos jours, on s'est occupé beaucoup des mydriatiques. Etudiés d'abord par Van Swieten, Remar, Mellin, Loder, Ch. Himly, qui découvrit l'action de la jusquiame, Darwin, Wells, ils ont été l'objet des recherches approfondies de beaucoup de chirurgiens et de physiologistes contemporains, tels que MM. Gosselin et Donders.

Dans ces trente dernières années, le nombre des auteurs qui ont contribué à l'étude de la mydriase est beaucoup trop étendu pour que nous puissions les citer en détail, on trouvera leurs noms à l'index bibliographique.

Avant d'aborder notre sujet, nous consacrerons un chapitre à une étude rapide de l'anatomie et de la physiologie de l'iris, étude bien incomplète assurément, car, si nous avions voulu lui donner les développements qu'elle comporte, elle eût pu remplir à elle seule et au delà le cadre cet ouvrage.

Nous passerons ensuite à l'étude des causes de la mydriase, et, à ce propos, nous ferons une classification de l'affection ; la symptomatologie sera courte et nous terminerons par le traitement, en insistant sur l'application des courants continus.

INDEX BIBLIOGRAPHIQUE.

ARNDT. — De l'électricité dans la psychiatrie. *Arch. de psychiatrie*, II, p. 589, 1870.

BENEDIKT. — Electrothérapie. Wien. . 303, 1868.

BOEHMER. — Dissertatio de mydriasi. Halæ, 1870.

BOUCHERON. — Etude sur les nutritions de l'œil et sur l'emploi thérapeutique de l'électricité dans quelques affections oculaires. Thèse de Paris, 1875.

BOWMAN. — *Médical Times and Gazette*, p. 91 1853.

BREYER. — *Ann. d'Oc.* t. IV, p. 253.

BUDIN. — De l'état de la pupille pendant l'anesthésie par le chloroforme. *Progrès médical*, 1874.

BUROW. — New Beolachtung ueber die Werkung der Calabar bei Accommodationslamungen. Klin. monatsbl. f. Augenst.

BLAUD (de Beaucaire). — *Bull. Thérap.* t. XVII, 11e liv. nov. 1839, p. 348.

CANSTATT. — Eléments de pathologie sur la mydriase et les névroses du nerf trijumeau et du nerf oculo-moteur. Anspach 1837 et *Ann. d'Oc.*, t. II.

CUNIER. — Du traitement de la mydriase par le seigle ergoté *Ann. d'Oc.*, t. VI, p. 353, 1841.

DEMME RUDOLF. — Ueber anesthésie der Kinder namentlich die chloroform narkose derseilen. *Annales* de Nagel, 1871.

DEMOURS. — Précis sur les maladies des yeux.

DESMARRES. — Traité des maladies des yeux.

DEVAL CH. — Traité des maladies des yeux.

DONDERS. — Micropsie in Nederland Lancet, p. 607, 1851 et *Ann. d'Oc.*. t. XXX, p. 217, 1853.

DUBOIS-REYMOND. — De la migraine in phys., 1861.

DURUGADOUX. — Action de l'atropine sur l'iris et l'accommodation. Thèse de Paris, 1873.

DUJARDIN-BEAUMETZ. — Sur les troubles oculaires dans les maladies de la moelle. Comptes-rendus de la Société médicale d'observation, 1867. — Idem, des myélites aiguës. — Thèse d'agrégation, Paris 1872.

EDWINLEE. — (London, *Med. Gaz.*, t. XXII, p. 68).

EHRMANN. — De l'anémie cérébrale. Thèse de Strasbourg, 1858.

EULENBURG. — Zur pathologie der Sympathicus. Berlin, Klinik Wochenschr, p. 169-172, 1873.

FALLOT (de Namur). — *Ann. d'Oc.*, t. XXII, p. 89.

FRENOY. — De la mydriase. Thèse Strasbourg, 1865

F. FÉE. — De l'action des solanées. Thèse Strabourg.

FLEMMING. — Inquiries into the properties of aconitum napellus. London, 1845, p. 21-22.

FANO. — Traité des maladies des yeux.

GALEZOWSKI. — Traité des maladies des yeux.

GIRAUD-TEULON. — Dictionnaire encyclopédique des sciences médicales de Dechambre. Art. Accommodation.

GOSSELIN. — *Gaz. hebom.* 1855 et *Bull. académ. de méd.* t. XLIV, 18 sept. 1860.

GUBLER. — Mydriatiques. In commentaires thérapeutiques du Codex medicamentarius.

GRÆFE (de). — *Ann. d'Oc.*, t. XXXII, p. 206. — Idem. Antagonistiche Wirkung der opium und die belladona in Deutsche Klinik 1861, n° 16.

HAIRION. — Sur l'influence respective des différents nerfs sur les mouvements de l'iris. Rapport adressé à l'Académie de médecine de Belgique (*Ann. d'Oc.*, t. XXXIII, p. 32).

HANS-POTEL. — Les injections hypodermiques d'ergotine. Thèse Greiswald, 1875.

HART. — La Fève de Calabar contre la mydriase in the Lancet, 1863, n° 2 may. — Idem. Gélatine atropinisée et calabarisée in the Lancet. 1864, january 3.

HOLMES. — De l'ergot de seigle. Thèse, 1870.

HONOLD C. — Ueber de Erwuterung der Pupille durch. narcotica Schw. Hall., 1845.

HUSCHLER. — Zur casuistik der mydriasis spastica, Wiener med Woch., p. 387-393, 1873.

JAMAIN. — Pathologie, t. II, p. 129.

JEAFFRESON. — On a case of mydriasis with paralysis of accommodation. *Med. Times and Gaz.* 47, p. 89, 1873.

KITTEL. — Pathologische erschunungen den Augen in der Trichinose.

KUGEL. — Ueber die wilkurlichen veranderungen der Pupillengrösse in Wien. med. Zeitschrift, 1860, n° 32-33.

KUSSMAUL. — Influence de la réplétion vasculaire sur la dilatation de la pupille. Comptes-rendus, Acad. des sciences, 1855.

LAURENT. — De l'hyoscyamine et de la daturine. Thèse de Paris 1868.

L'ETENDARD. — De la mydriase. Thèse de Paris, 1868.

LIEBREICH. — *Ann. d'Oc.*, t. LI, p. 248, t. LII, p. 64.

Legros. — Des nerfs vaso-moteurs (Thèse d'agrégation. Paris, 1873).

Leblanc. — Action des différents médicaments sur la pupille. Thèse de Paris, 1875.

Mackenzie. — Traité des maladies des yeux, t. II.

Maitre-Jean. — Traité des maladies de l'œil. Troyes 1711 p. 309.

Melchior (de Copenhague). — *Ann. d'Oc.*, t. XII.

Menioli. — Dissertatio de mydriasi, Paris, 1662

Meric. — *British Medical journ.*, 1, p. 29.

Miller. — A case of mydriasis or permanent dilatation of the pupil, Medic, Record, sept. 16, 1872.

Neuffer. — Thèse de Tubingue passée sous la présidence de Mauchart, 1745, in Halleri disputationes chirugicæ selectæ, Lausanne, 1755.

Notta. — *Arch. génér. de méd.* 5e série, t. III, 1854, t. I. p. 18.

Onimus. — Comptes-rendus de la Société de biolog. 1873.

Otto Kuenhardt. — Dissertatio de mydriasi. Erlangæ, 1852.

Petrequin. — *Ann. d'Oc.*, t. I et traité d'anatomie topographique.

Pirocci e Porlezza. — Midriasi da sifilide. Annali di Ottalm, p.317, 1872.

Pupeke. — Wilkürliche dilat. und contract. der Pupille in med. Zeitschrift fur Heilkund in Preussen, 1847, nº 35.

Quillard. — De l'étude de la pupille dans les maladies. Thèse de Paris, 1868.

Racle. — Traité de diagnostic médical. Paris, 1868, p. 68.

Rendu. — Des troubles fonctionnels du grand sympathique observés dans les plaies de la moelle cervicale (*Arch. de méd.*, 1869).

Reymond. — Due osservazionni di paralisi isolata dell'iride e musculo cigliare. (*Gaz. della clin.* nº 16).

Regnard. — Congestion cérébrale. Thèse Strabourg, 1868.

Roque. — De l'inégalité des pupilles dans les affections unilatérales des diverses régions du corps. (*Arch. de phys.*, 1871, p. 47).

Rouault. — Thèse de Paris, 1856.

Scheby-Buch (Wurzburg). — Bericht ueber 38 Falle von accommodation slämung und der Kieler Kliniken. *Arch. für ophth.* t. XVII, p. 265-291, 1871.

Serre d'Uzès. — *Arch. gén. de méd.* 1828, t. XVII, p. 307.

Sichel. — De la mydriase congénitale. (*Gaz. hebd.* 1859, p. 309, et *Iconographie*, p. 736).

Shatefield. — On the uses of the atropina paper in ophth. hosp. Reports 1851, n° 17, p. 310.

Stroppa. — Contribuzione anatomo-pathol. Terrlinck. *Ann. d'Oc.*, t. XIX, p. 204.

Tavignot. — Mémoires sur les différentes espèces de mydriase, Paris, 1857, (mémoires pratiques sur les maladies des yeux, publiés chez Leclerc.

Vater. — De visus læsionibus in specie de myosi et mydriasi Witenbergæ.

Warton. — American journ, of med. science, mai 1840.

Wharton Jones. — Traité des maladies des yeux traduit par Fouché.

Warlomont. — D'une propriété peu connue de la belladone (micropsie). *Ann. d'Oc.*, t. XXX, p. 217, 1853.

Wecker. — Traité des maladies des yeux.

Wells. — Philosophical transactions, t. I, p. 378, 1811.

Watson Spencer. — Lancet, II, p. 672, 1872.

Woogt (de). — *Ann. d'Oc.*, t. XXII, p. 171.

ANATOMIE DE L'IRIS (1).

L'iris est un diaphragme membraneux situé entre l'humeur aqueuse, d'une part, le cristallin, de l'autre, et percé à son centre d'une ouverture appelée pupille ou prunelle.

On peut lui considérer une face antérieure, une face postérieure, une grande et une petite circonférence.

Face antérieure. — Beaucoup d'auteurs l'ont décrite comme étant légèrement convexe; M. Sappey dit qu'elle est plane, c'est, croyons-nous, le cas le plus général, mais il peut arriver aussi qu'elle décrive une courbe assez prononcée si la pression intra-oculaire vient à être augmentée et que le cristallin soit porté en avant. Sa couleur est excessivement variable et en rapport ordinairement avec la coloration des cheveux; brune chez les peuples à cheveux noirs, bleue chez les peuples à cheveux blonds, elle peut avoir des tons peu caractérisés et qui se rapportent à l'une ou à l'autre couleur; en outre, elle n'est pas complétement uniforme; dans un même œil, on peut la diviser en deux zones principales, l'une qui entoure la pupille, *anneau coloré interne*, l'autre qui se trouve vers la grande circonférence, *anneau coloré externe*.

On y remarque des stries qui vont en rayonnant de la grande à la petite circonférence, stries qui sont rec-

(1) Cette description a été empruntée en grande partie au Traité d'anatomie de M. Sappey.

tilignes quand la pupille est contractée, qui sont infléchies à angle obtus lorsqu'elle est dilatée ; ces stries sont constituées par les vaisseaux.

Face postérieure. — Elle est en rapport avec le cristallin, et, par périphérie, touche aux procès ciliaires. Cette face est recouverte d'une couche épaisse de pigment, connue sous le nom d'uvée ; on y trouve des stries formées par des amas de pigment.

La grande circonférence adhère au muscle ciliaire et au canal de Schlemm.

La petite circonférence limite l'ouverture pupillaire dont les dimensions sont très-variables ; dans son état de dilatation moyenne, elle mesure de 3 à 4 millimètres de diamètre, ses bords sont finement dentelés.

Structure. — L'iris est formée de deux couches, l'une antérieure ou vasculo-musculaire, l'autre postérieure ou pigmentaire. Nous décrirons d'abord celle-ci dont la composition est beaucoup plus simple.

La couche postérieure, uvée, touche au cristallin en arrière, à la partie vasculo-musculaire de l'iris en avant ; elle est constituée par des cellules pigmentaires semblables à celles qui recouvrent la face profonde de la choroïde, cellules qui se détachent facilement par le grattage et permettent alors de voir la couche antérieure. Celle-ci est beaucoup plus compliquée que la précédente ; elle se compose de fibres du tissu conjonctif, de cellules pigmentaires, de muscles, de vaisseaux et de nerfs.

Les fibres lumineuses partent de la grande circonférence et se dirigent vers l'ouverture pupillaire ; elles ne sont pas rectilignes, mais s'envoient de nombreuses anastomoses, de manière à former, dit M. Sappey, une *trame rétiforme à mailles irrégulières.*

Les cellules pigmentaires, de forme variable, irrégulièrement disséminées, se trouvent à la partie superficielle et à la partie profonde, sans cependant se confondre avec celles de la face postérieure. On les trouve entre les mailles du tissu conjonctif et entre les vaisseaux ; de leur abondance ou de leur rareté, naît la différence de couleur de l'iris, ainsi que les taches qu'on aperçoit à la face antérieure de cette membrane.

Muscles. — Ils sont au nombre de deux : le constricteur et le dilatateur.

Le constricteur ou sphincter de la pupille est composé de fibres circulaires lisses, formant des cercles concentriques, dont les plus internes limitent l'ouverture pupillaire. Sa largeur est d'environ 1 mill. 1/2. Il est en rapport, en avant, avec des cellules étoilées qui le masquent, en arrière, avec la couche profonde de l'iris, que l'on détache facilement, ce qui permet de le voir avec assez de netteté.

Le muscle dilatateur ou muscle à fibres radiées, a été nié par beaucoup d'anatomistes. Il est aussi constitué par des fibres musculaires lisses, qui, parties de la grande circonférence, vont, en suivant les vaisseaux, se terminer sur les limites du constricteur de la pupille ; ces fibres s'envoient de nombreuses anastomoses.

Vaisseaux et nerfs. — Les artères de l'iris viennent de deux sources : des ciliaires postérieures longues et des ciliaires antérieures. Nous ne parlerons pas des ciliaires postérieures courtes, qui se terminent dans la choroïde et dont quelques filets seulement arrivent à l'iris.

Venues de l'ophthalmique, les ciliaires postérieures longues, au nombre de deux, se placent, l'une à la partie interne, l'autre à la partie externe du globe, qu'elles longent ainsi dans l'espace de 4 ou 5 millimètres, après quoi elles traversent très-obliquement la sclérotique et cheminent entre cette membrane et la choroïde. A 3 millimètres environ de l'insertion cornéenne, elles se divisent chacune en deux branches, l'une supérieure, l'autre inférieure, qui se portent en avant pour devenir parallèles à la grande circonférence de l'iris. En arrière, elles envoient quelques petits rameaux à la choroïde ; en avant, elles émettent un nombre considérable de branches qui, latéralement, s'anastomosent entre elles, et en haut et en bas, avec les ciliaires antérieures. Celles-ci, venues en nombre variable des musculaires, perforent la sclérotique près de l'insertion cornéenne. Par leurs anastomoses avec les ciliaires longues, elles forment le *grand cercle artériel de l'iris*, d'où partent de nombreux rameaux qui se rendent à la petite circonférence pour former un réseau à mailles serrées nommé *petit cercle artériel de l'iris*, mais qui diffère du premier en ce sens qu'il n'a pas de vaisseaux circulaires limitant le cercle, et qu'il est simplement formé par des divisions dichotomiques et des anastomoses.

Les *veines* se rendent en grande partie dans le canal veineux de Schlemm, quelques-unes se jettent dans les veines des procès ciliaires.

Les *nerfs ciliaires* viennent du ganglion ophthalmique et des filets ciliaires du nasal.

Le ganglion ophthalmique reçoit sa racine motrice du moteur oculaire commun, sa racine sensitive du trijumeau, par l'ophthalmique de Willis, sa racine végétative du grand sympathique ; de plus, le grand sympathique envoie des anastomoses à l'ophthalmique avant la formation du ganglion. On a cherché, dans cette disposition anatomique, l'explication de certains phénomènes pupillaires qui surviennent quand on coupe ou quand on excite le trijumeau. Partis du ganglion ophthalmique, les nerfs ciliaires se dirigent en nombre variable vers la sclérotique qu'ils perforent, et se rendent, en cheminant entre cette membrane et la choroïde, au muscle ciliaire, dans lequel Müller et Krause ont observé des ganglions microscopiques formés par ces nerfs ciliaires. Ce serait ces ganglions qui donneraient naissance aux nerfs de l'iris ; ceux-ci se portent vers la petite circonférence en s'anastomosant. Près du bord pupillaire, les deux ordres de tubes nerveux se séparent ; ceux du grand sympathique se distribuant dans les fibres radiées, ceux du moteur oculaire commun se terminant dans les fibres circulaires.

PHYSIOLOGIE DE L'IRIS.

Mouvements de l'iris. — Comme M. Donders, nous dirons qu'ils sont de deux sortes : les mouvements réflexes et les mouvements volontaires.

C'est un fait connu de tout le monde que la pupille se dilate à l'obscurité et se rétrécit sous l'influence de la lumière, le rôle de l'iris étant de limiter la quantité de rayons lumineux qui entrent dans l'œil. Pour se convaincre de ces faits, on n'a qu'à examiner un œil sur lequel on fait tomber un pinceau de lumière : on voit alors la pupille se rétrécir manifestement, mais ce mouvement brusque de contraction n'est pas permanent, et, si on continue à observer, on voit le sphincter se relâcher peu à peu, mais sans reprendre pourtant ses dimensions normales. Certains physiologistes, et, dans ces derniers temps, M. Brown Séquard, ont prétendu que la lumière agissait directement sur l'iris; cette idée n'a pas été généralement adoptée; pour nous, sans nier absolument l'action de la lumière sur cette membrane, nous la croyons très-faible. Nous n'oserions pas donner notre avis en cette matière et combattre l'opinion d'hommes éminents, si nous n'étions convaincu de ce que nous avançons. En effet, lorsqu'on fait tomber un pinceau de lumière sur un œil, non-seulement l'iris de cet œil agit, mais encore l'iris de l'autre œil se contracte par sympathie. Si ce muscle sphincter peut se contracter, c'est assurément qu'il n'est pas paralysé, et alors si la lumière agissait sur l'iris, le rétrécissement de la pupille qui se fait sympathiquement devrait aussi avoir lieu lorsqu'on vient à éclairer cette membrane. Or, nous avons observé une malade qui était atteinte de choroïdite atrophique à l'œil droit, la pupille était dilatée et immobile, un fort éclairage n'amenait aucun changement; venait-on au contraire à faire tomber la lumière sur l'œil gauche qui était sain, la pupille de l'œil droit se rétrécissait manifestement ; à ce propos nous rappellerons la maxime de M. Donders : « Lorsque la contraction directe est absente et que la contraction consensuelle se produit sur un œil, on est en droit de conclure à la cécité de cet œil. » Evidemment dans ce cas, ce n'était pas l'iris qui était atteint et cependant les mouvements faisaient défaut sous l'influence de la lumière, parce que le stimulus ne pouvait pas être transmis au cerveau, parce que la chaîne réflexe formée par le nerf optique et le nerf oculo-moteur était interrompue sur un point de son parcours. C'est donc dans le cerveau que se fait la contraction pupillaire et cette contraction a lieu tant que l'irritabilité subsiste, ainsi on voit encore la pupille se rétrécir après la mort dans un œil exposé à la lumière, tandis qu'elle reste dilatée dans un œil maintenu dans l'obscurité (1).

La pupille se contracte encore pendant les mouvements d'accommodation et les mouvements de convergence.

Les mouvements volontaires de la pupille sont curieux à étudier, l'iris étant composé de muscles à fibres lisses, muscles qui sont ordinairement indépendants de la volonté. Nous avons vu des ophthalmologistes qui par une grande habitude étaient arrivés à dilater leur pupille au maximum lorsqu'ils le voulaient, et produire de même la constriction pupillaire en faisant varier leur accommodation tout en fixant un même objet situé à une distance invariable.

La nature des mouvements de l'iris a été vivement discutée, elle l'est encore malgré les nouvelles éclaircies données par les anatomistes et les physiologistes contemporains.

Fabrice d'Aquapendente (2) fit dépendre les mouvements de cette membrane de la vascularisation, cette idée fut adoptée par Méry, Sœmmering, Portal, Authenrieth, etc. Elle a été reprise de nos jours avec des

(1) Donders. De l'action des mydriatiques et des myotiques.— Muller Wuerzburger Abhandlungen, 1. X, p. 4. — Brown-Séquard. Journal de la phys. de l'homme et des animaux, 1859, t. II, p. 281 et 457.

(2) Fabrice d'Aquapendente. Opera omn. De oculo, III, p. 230.

modifications. Burdach et Arnold supposaient une contractilité du tissu cellulaire de l'iris; cette théorie a été admise par M. Gruenhagen (1), mais il admet aussi l'action vaso-motrice. Pour lui, les fibres radiées n'existeraient pas et seraient remplacées par un tissu élastique, dont les mouvements seraient réglés par le trijumeau. Si ce nerf se paralyse, l'élasticité domine, en même temps que le sympathique est excité et que les vaisseaux se vident, la pupille se dilate, le contraire arrive dans le cas d'excitation.

D'autres opinions ont été émises et soutenues : ainsi Della Torre a prétendu que la dilatation de l'iris se faisait directement par les nerfs.

L'action musculaire a été invoquée par Avicenne, Ruysch, Boerhaave, Whytt, Winslow, Monro, Treviranus. Mais à ce sujet encore il y eut des discussions, les uns n'admettant que des fibres radiées (Zinn), les autres n'admettant que des fibres circulaires (Morgagni, Meckel, Demours), d'autres enfin croyant à l'existence des deux ordres de fibres musculaires. De nos jours la question a été résolue dans ce sens, grâce surtout aux travaux de Valentin, Krause, Huschke, Maunoir, Kœlliker, etc...

Cependant en 1844, Hall nia l'existence des fibres radiées et fit une théorie mixte en admettant le rôle des fibres élastiques, c'est à peu près la même que celle de M. Gruenhagen qui sans doute s'était inspiré des idées de Hall. Elle a été adoptée par Rouget (2) de Pontevès (3), Rogow (de Vilna). Mais chacun de ces

(1) Gruenhagen. Zeitschrift für rationel, méd., 1866-67.

(2) Rouget. Comptes-rendus Acad. des sciences, 1856, 2e vol., p. 44.

(3) De Pontevès. Des nerfs vaso-moteurs, thèse de Paris, 1861.

auteurs y a apporté quelques changements. M. Rouget considère l'iris comme un organe érectile et tout en dmettant un faible sphincter, il place surtout les mouvements sous la dépendance de la vascularisation. C'est encore la vascularisation qui est admise par M. Barrel de Pontevès, mais il place tous ces phénomènes sous la dépendance des vaso-moteurs, Portal admettait que la lumière chassait le sang de la rétine pour le faire affluer dans l'iris, M. de Pontevès croit que la lumière provoque l'arrivée du sang dans l'iris par un effet réflexe sur le grand sympathique.

Toutes ces théories contradictoires, l'autorité des noms qui les soutiennent ne peuvent qu'embarrasser l'étude de la question et gêner les conclusions. Aujourd'hui, l'idée généralement acceptée dans la science est qu'il faut admettre l'action musculaire. On connait l'action propre à chaque muscle et les nerfs qui président à leurs mouvements. Mais on a peut-être été un peu exclusif au sujet de la vascularisation et de l'action des vaso-moteurs, tout en admettant l'action musculaire, nous croyons qu'il faut attribuer dans les mouvements de l'iris une large part à l'état de réplétion ou de déplétion des vaisseaux.

En 1840, Grimelli remarqua qu'à la suite d'une injection de l'artère ophthalmique, la pupille était rétrécie; cette expérience fut reprise et confirmée par Caddi, par Rouget; plus tard Brown-Séquard observa qu'en suspendant un lapin par les pattes de derrière, la congestion cérébrale qui survenait occasionnait le rétrécissement pupillaire. Il y avait, dans ces faits, une preuve évidente que la circulation avait une influence sur l'état de dilatation ou de rétrécissement de la pupille. Assurément, ces faits ne peuvent faire conclure que le sang est le principal agent des mouvements de l'iris ; nous croyons que les muscles ont une action certaine, indiscutable et prépondérante, les expériences de Wagner qui, sur une femme décapitée, fit réagir six fois l'iris en excitant le moteur oculaire commun, celle de Waller sur un rat albinos dont il examinait les vaisseaux iriens et chez lequel les mouvements pupillaires se faisaient sans changement dans le calibre des vaisseaux, les expériences de M. Vulpian sur des chiens décapités, prouvent que les muscles seuls peuvent amener la dilatation ou la contraction pupillaire, et que ce sont eux surtout qui président à ces mouvements. Mais tout en admettant cela, nous croyons qu'on peut tenir compte de l'action sanguine. Nous ne dirons pas comme M. Rouget, que l'iris est un organe érectile, que le muscle ciliaire en se contractant comprime les veines qui viennent de l'iris, (Th. Leber a du reste démontré que c'étaient non les veines mais bien les artères qui traversaient le muscle ciliaire) mais nous dirons que si l'on admet que, dans un organe quelconque, l'afflux du sang détermine du gonflement, on doit, à plus forte raison, l'admettre pour l'iris, organe essentiellement vasculaire et dont les nombreux vaisseaux ont la forme hélicine des vaisseaux des tissus érectiles ; que, si l'on se rappelle les expériences de Grimelli et de Brown-Séquard, si l'on se rappelle que la ponction de la chambre antérieure produit le rétrécissement de la pupille, que Kussmaul l'obtient aussi en comprimant la jugulaire et enfin, que dans la pathologie, dans tous les cas où il y a congestion du côté de l'iris, la pupille est rétrécie, on doit admettre que dans les conditions ordinaires, l'afflux ou le retrait du sang ont une action sur les mouvements de l'iris, action secondaire sans doute et subordonnée à l'action musculaire, mais assez forte pour qu'on en tienne compte.

Nous ne pouvons mieux résumer notre pensée qu'en citant ce que dit à ce propos Ch. Legros (1) dans sa thèse d'agrégation :

« Nous reconnaissons parfaitement que la dilatation ou la contraction de la pupille doit être attribuée *en partie à l'action directe des nerfs sur le muscle irien et en partie aux phénomènes circulatoires*, mais nous ne pouvons admettre la théorie de M. Rouget, etc. »

Action du moteur oculaire commun sur les mouvements de l'iris. — Lorsque le moteur oculaire commun vient à être paralysé, on observe outre les paralysies musculaires une dilatation permanente de la pupille. Nous disons permanente, parce que l'iris ne réagit pas sous l'influence de son excitant naturel qui est la lumière, mais cependant certains agents sont capables de produire ce rétrécissement de la pupille, tels sont l'ésérine, la section du grand sympathique, le pincement d'un nerf sensitif, la ponction de la chambre antérieure.

La physiologie devait nous apporter de nouvelles preuves à l'appui de ces faits pathologiques. Hebert Mayo (2), dans ses expériences sur les pigeons, est arrivé à ces conclusions : que la section de la 3e paire dans le crâne amène la dilatation de la pupille, que le pincement de ce nerf produit le rétrécissement. Ces expériences ont été reprises par Longet, ce phy-

(1) Ch. Legros. Des nerfs vaso-moteurs. Thèse d'agrégation. Paris, 1873.

(2) Hebert. Mayo. Journal de phys. exper., t. III, p. 348.

siologiste a coupé chez un lapin le nerf optique et le nerf de la IIIe paire du côté gauche, la galvanisation du bout central du nerf optique a fait contracter la pupille du côté droit. On peut conclure de ces faits que le nerf optique et le nerf oculo-moteur forment une réflexe et chaque fois qu'un obstacle se trouve sur cette réflexe il se produit de la mydriase.

Cl. Bernard (1) a conclu de ses expériences sur les lapins que la galvanisation du nerf de la IIIe paire avant son entrée dans le ganglion ophthalmique, n'amenait pas de contraction de la pupille, mais qu'on l'obtenait en excitant les filets ciliaires. Quoi qu'il en soit, il n'en est pas moins certain que ce nerf préside aux mouvements de contraction de la pupille.

Action du grand sympathique. — Signalée d'abord par Pourfour du Petit (2), (1727), puis par Dupuy (1816), Brachet (1837), Reid (1838), par Biffi (de Milan) (3), qui électrisa le bout périphérique du nerf et obtint la dilatation de la pupille, Ruete (de Vienne), qui pensa à deux sortes de nerfs animant la pupille en voyant la belladone agir encore dans les cas de paralysie de la IIIe paire, par Budge et Waller (4), qui découvrirent le centre cilio-spinal, l'action de ce nerf a été surtout mise en lumière par les travaux de Cl. Bernard. Depuis, des physiologistes distingués ont fait sur cette question des travaux importants (Brown-Séquard, Longet, Vulpian, Schiff).

(1) Cl. Bernard. Leçons sur la phys. et la path. du syst. nerveux, t. II, leç. IX, p. 240.

(2) Petit. Mémoire dans lequel il est démontré que les nerfs intercostaux fournissent des rameaux qui portent des esprits dans les yeux. (Mém. de l'Ac. des sciences, 1727).

(3) Biffi Annali universali di medicina, 1845.

(4) Budge et Waller. Comptes-rendus Acad. des sc., 1851.

Les expériences de M. Cl. Bernard, qui sont restées célèbres, l'ont conduit aux conclusions suivantes :

Lorsqu'on coupe le grand sympathique on obtient :

1° Rétrécissement de la pupille et rougeur de la conjonctive;

2° Rétraction du globe oculaire dans le fond de l'orbite;

3° Resserrement de l'ouverture palpébrale, et en même temps déformation de cette ouverture qui devient plus elliptique et plus oblongue transversalement;

4° Aplatissement de la cornée et rapetissement consécutif du globe oculaire.

La galvanisation du bout supérieur du nerf donne lieu à des phénomènes contraires, c'est-à-dire que la pupille s'élargit, l'ouverture palpébrale s'agrandit, l'œil fait saillie au dehors, en outre au lieu de la turgescence des vaisseaux on trouve une anémie profonde.

La pathologie nous confirme cette action du sympathique, dans les maladies où elle est détruite, comme dans les cas de traumatisme, tumeurs, ataxie locomotrice. La pupille est fortement contractée. Ainsi, en thèse générale, la section du grand sympathique dilate les vaisseaux et produit la congestion, son excitation les fait contracter et produit l'anémie.

Mais entre la dilatation des vaisseaux par section ou paralysie complète du grand sympathique et leur constriction par excitation énergique, il y a un état moyen de dilatation qu'on obtient par excitation du nerf. La discussion de ce point nous entraînerait trop loin, il nous faudrait entrer dans la physiologie des vaso-moteurs pour laquelle les physiologistes sont si divisés. Les théories sont nombreuses; ainsi M. Brown-Séquard croit à une sorte d'attraction du sang par les tissus, M. Schiff suppose des nerfs dilatateurs, M. de Loven pense à une paralysie réflexe, opinion qui a été adoptée par M. Vulpian, M. Cl. Bernard admet une dilatation par l'action d'un nerf moteur sur un autre nerf. Malgré l'autorité de ces physiologistes, autorité qui nous porte avec raison à admettre ordinairement leurs idées, nous adopterons la classification de MM. Legros et Onimus :

1° Contraction spasmodique des vaisseaux par excitation violente des vaso-moteurs;

2° Dilatation passive par paralysie des vaso-moteurs;

3° Contraction autonome favorisant le cours du sang et le réglant suivant les fonctions à remplir et suivant l'activité propre à chaque organe.

MM. Onimus et F. C. Daumas (1) ont remarqué que si on électrisait la région du grand sympathique avec des courants continus centrifuges légers, 10 ou 15 éléments, la circulation du fond de l'œil devenait plus active. Voici ce qui se passait : au moment où on appliquait le courant, il y avait contraction brusque des vaisseaux, contraction qui cessait un instant après pour faire place à de la dilatation, et le sang affluait en quantité plus considérable; en outre les mouvements de contraction des artères étaient visibles, ce qui n'a pas lieu ordinairement. Cela était tellement marqué que M. Daumas, qui examinait le fond de l'œil, pouvait reconnaître par l'état des vaisseaux si on interrompait ou si on continuait l'électrisation. Ces phénomènes ont été bien des fois constatés par M. Onimus

(1) Comptes-rendus de la Soc. de biol., fasc. 3, 1873.

et mon excellent ami le Dr Bonnefoy (1), sur des yeux normaux et dans des cas pathologiques.

Nous avons pu voir souvent dans les expériences que M. Onimus a bien voulu faire devant nous, que lorsqu'on électrise faiblement avec 10 ou 15 éléments la région du ganglion cervical supérieur, la pupille se dilate sur-le-champ, la dilatation n'est pas excessive, mais pourtant assez manifeste ; un instant après on voit survenir un léger mouvement de contraction, suivi d'un nouveau mouvement de dilatation; ces phénomènes se continuent tant que dure l'électrisation. Lorsqu'on a retiré les rhéophores la dilatation persiste pendant un instant. A quoi tiennent ces phénomènes? Est-ce à l'excitation musculaire des fibres radiées, excitation qui ne serait pas assez prononcée pour annuler l'effet du sphincter? Est-ce aux contractions des vaisseaux qui provoquent des effets de vascularisation beaucoup plus prononcés qu'à l'état normal?

Si, dans ces cas, l'électricité provoque un afflux sanguin plus considérable qu'il ne l'est à l'état physiologique, on doit trouver aussi une augmentation dans la température. C'est ce qu'ont constaté MM. Legros et Onimus sur un lapin, dont le sympathique avait été mis à nu et électrisé. L'électrisation par les courants constants avait duré deux minutes, voici les résultats :

TEMPÉRATURE DES OREILLES.

Une demi-heure après.	Une heure après.
Côté opéré 26°.	Côté opéré 27°5.
Côté sain 23°5.	Côté sain 27°.

(1) Société de biol., loc. cit. M. Onimus a trouvé que dans les cas de mydriase on avait des phénomènes contraires, c'est-à-dire que la pupille au lieu de se dilater se contractait.

Les battements de la carotide du côté opéré, avaient augmenté pendant qu'on électrisait.

On nous pardonnera cette digression à propos de l'influence du sympathique sur la circulation ; nous nous sommes engagé dans une question délicate et qui sort un peu de notre sujet, mais comme nous croyons que le mode de traitement le plus efficace de la mydriase est l'électricité appliquée au grand sympathique, comme d'un autre côté, elle a pour effet de dilater la pupille, ce qui pourrait paraître contraire à notre théorie, nous avons pensé que c'était peut-être dans cette action vaso-motrice qu'il fallait chercher l'explication de ce phénomène. Nous ne voulons pas faire de théorie, aussi bornerons-nous là l'étude de ce sujet qui pourrait nous entraîner trop loin.

Action du trijumeau. — Ce nerf donne à l'iris sa sensibilité ; on sait que lorsqu'il est coupé, l'œil n'étant pas assez sensible pour se préserver des influences du dehors, il survient des désordres graves qui se traduisent par une fonte purulente de la cornée ; que si au contraire, sa sensibilité est excitée, il y a des troubles de nutrition, hypersécrétion des humeurs et augmentation consécutive de la pression intra-oculaire. MM. Landré et Daumas ont pu obtenir chez des lapins, des glaucomes en électrisant pendant cinq heures le trijumeau avec des courants constants.

Les expériences de Fodéra, Mayo, Magendie, Longet, Donders, Cl. Bernard ont fait connaître que l'irritation de ce nerf, produit une contraction énergique de la pupille.

Si l'on vient à couper l'ophthalmique de Willis, la pupille se resserre d'une façon plus prononcée encore que dans la section du grand sympathique. On a dit, à ce propos, que le rétrécissement de la pupille tenait à ce qu'on avait en même temps divisé les filets anastomotiques du sympathique, mais si on irrite ce nerf, on peut se convaincre qu'il conserve encore son action, puisque la pupille se dilate.

Action de différents nerfs sur l'iris. — L'excitation d'un nerf sensitif suffit pour amener des mouvements de contraction ou de dilatation de la pupille, c'est ce qui nous explique les changements qu'on y remarque dans les affections unilatérales du corps.

Les tubercules quadrijumeaux, qui sont les noyaux d'origine des nerfs optiques, ont sur les mouvements pupillaires la même influence que les nerfs de la deuxième paire, lorsqu'on les coupe on voit la pupille se dilater.

La moelle épinière a aussi une grande influence sur l'état de la pupille, comme nous le prouvent les faits pathologiques. Nous avons parlé du centre cilio spinal de Budge et Waller qui s'étend de la première vertèbre cervicale à la sixième dorsale et que Cl. Bernard a localisé pour l'iris aux deux premières dorsales. L'excitation de la moelle, à cet endroit, donne lieu à de la dilatation pupillaire ; M. Brown-Séquard a observé le même phénomène en coupant la moelle à la hauteur de la onzième vertèbre dorsale. Les lésions de la moelle, du cervelet, du cerveau, nous offrent de nombreux exemples dans lesquels on observe des changements dans le diamètre de la pupille, comme nous le verrons en nous occupant des causes de la mydriase.

DE LA MYDRIASE

Neuffer définit ainsi cette affection :

Mydriasis est affectus quo pupilla præter modum ampliatur et ampliata permanet, sine reciproco constrictionis et dilatationis motu, visu directe hinc et ordinarie parum, quin subinde, nihil fere læsa nisi aliquando ad ultimum.

Nous l'avons, avec beaucoup d'autres auteurs, définie : Une dilatation exagérée et permanente de la pupille.

Cette définition devrait nous faire exclure de notre sujet, la dilatation de la pupille, alors que les mouvements sont conservés ; cependant nous ne pourrons pas être aussi exclusif et nous citerons des observations dans lesquelles les mouvements de l'iris existaient encore. Nous les citerons parce que dans ces cas la dilatation exagérée, mais non permanente de la pupille, était un phénomène saillant.

Nous ne parlerons pas des variations de la pupille chez les différents individus à l'état physiologique, quoique ce sujet soit d'une étude intéressante au point de vue des anomalies de la réfraction. Il serait curieux de comparer l'état des pupilles chez les emmétropes, les myopes, les hypermétropes à un haut degré et les astigmates ; mais cette étude ne pourrait être faite que dans un ouvrage dont le cadre comprendrait l'étude complète de la pupille. Comme nous avons borné notre sujet à celle de la mydriase nous n'aborderons pas ces détails, quelque intérêt qu'ils puissent nous offrir.

Cependant nous ne croyons pas devoir passer sous silence les modifications de la pupille qui surviennent dans les affections unilatérales des diverses parties du corps. M. Roque a fait à ce sujet des observations intéressantes, mais il est à regretter qu'il n'ait pas, dans ces cas, mesuré la force de l'accommodation des deux yeux. Les troubles de l'accommodation qui sont si souvent liés aux troubles pupillaires peuvent avoir existé là, et il eût été intéressant de savoir si, dans ces cas, ces troubles pupillaires avaient eu un retentissement sur le muscle ciliaire. Quoi qu'il en soit, voici quelles sont les conclusions que M. Roque a tirées de nombreuses observations faites dans les services de MM. Vulpian et Parrot.

1° Dans un grand nombre d'affections unilatérales aiguës ou chroniques, on trouve une inégalité pupillaire ;

2° La pupille la plus large correspond au côté de l'affection ;

3° S'il y a une affection de chaque côté, et si d'un côté, l'affection est aiguë, tandis qu'elle est chronique de l'autre côté, la pupille la plus large sera du côté de l'affection aiguë;

4° L'inégalité n'est pas généralement continue et on ne l'observe que lorsque les pupilles sont dilatées;

5° En électrisant le malade les pupilles se dilatent inégalement, celle du côté atteint étant alors la plus large.

Ainsi qu'on le verra dans la classification que nous avons tentée sur la mydriase, nous considérons cette affection surtout comme symptomatique. Nous avons cependant conservé dans notre division la forme idiopatique, dont parlent tous les auteurs, mais nous avouons que nous sommes disposé à la faire rentrer dans le cadre général et à la considérer comme symptomatique d'une paralysie des nerfs ciliaires, survenue sous une influence quelconque. Il y a, du reste, bien d'autres choses qui laissent à désirer dans cette classification que nous avons faite de notre mieux mais qui, nous le savons, est loin d'être parfaite. Ainsi, certaines espèces de mydriases, comme celle qui survint chez le malade de Malgaigne, à la suite d'une fracture de la base du crâne avec épanchement sanguin intra-crânien, peuvent être décrites, soit comme mécaniques, soit comme paralytiques; ainsi la mydriase qui survient chez les syphilitiques à la suite d'une paralysie de la troisième paire, dans les cas de compression par exostose ou tumeur gommeuse, peut être décrite comme paralytique ou comme dyscrasique; nous l'avons placée dans les premières parce que alors la paralysie est le phénomène dominant, et qu'en outre dans la syphilis on a observé, en dehors de toute compression, des cas de mydriase qu'on a rattachés à des altérations du sang. Il est vrai que ce n'est là qu'une simple hypothèse, puisqu'elle n'a pas été justifiée par l'autopsie.

Dans les cas que nous venons de citer, deux ou trois divisions pouvaient convenir aux affections que nous avions à classer, mais il en est d'autres qui nous ont mis dans un embarras contraire : aucune de nos divisions ne leur convenait. Telle est la mydriase qui survient chez les individus peu exposés à la lumière, comme les mineurs. Le sphincter n'est pas alors complètement paralysé et la dilatation papillaire s'explique non-seulement par l'obscurité, mais encore par l'état anémique de la plupart des gens qui vivent privés d'air et de lumière. On voit le même phénomène se produire à la suite d'une longue occlusion des paupières ; nous en avons vu un cas, mais il ne pouvait être bien concluant, la malade étant hystérique.

Les affections du fond de l'œil, qui entrent pour une si large part dans les causes de la mydriase, eussent peut-être exigé une division séparée ; comme en réalité il y a là paralysie de la rétine, nous les avons rangées dans les paralysies de cause centrale, quoique quelquefois la cause soit périphérique, nous fondant sur ceci, que très-souvent les centres nerveux sont la cause première des affections du nerf optique et de la rétine. Nous avons tenu à les conserver dans un même groupe, le glaucome seul en a été distrait et classé dans les mydriases mécaniques.

CAUSES DE LA MYDRIASE. — DIVISION.

Les divisions que l'on a faites de cette affection sont très-nombreuses, et nous allons en faire une nouvelle, qui certes ne sera pas originale, car elle ressemble à celles de beaucoup d'auteurs, mais nous avons cherché à la rendre plus complète en créant des subdivisions se rapportant aux diverses causes de la mydriase.

Neuffer divise la mydriase en *naturelle*, *sympathique* et *essentielle*.

Mackenzie en *paralytique* et *spasmodique*.

Canstatt en :

1° Idiopathique du nerf oculo-moteur ;

2° Sympathique du nerf trijumeau ;

3° Sympathique du nerf optique ou amaurotique ;

4° Abdominale du grand sympathique.

M. Tavignot adopte la division suivante :

1° Mydriase congénitale ;

2° Mydriase mécanique ;

3° Mydriase organique ;

4° Mydriase traumatique ;

5° Mydriase par paralysie de sentiment ;

6° Mydriase par paralysie de mouvement ;

7° Mydriase par paralysie du sentiment et du mouvement ;

8° Mydriase artificielle.

M. Quillard admet 4 divisions :

1° Mydriases organiques ;

2° Mydriases ischémiques ;

3° Mydriases dyscrasiques ;

4° Mydriases fonctionnelles.

M. L'Etendart en admet 6 :

1° Mydriase vraie ou par paralysie des nerfs ciliaires seuls ;

2° Mydriase produite par paralysie du nerf moteur oculaire commun ;

3° Mydriase sympathique du nerf trijumeau ;

4° Mydriase amaurotique ;

5° Mydriase abdominale ou du grand sympathique ;

6° Mydriase artificielle.

On l'a encore divisée en mydriase sympathique intermittente, alternante. etc.

Celle qui suit, se rapproche beaucoup de la division de Frénoy qui n'est autre que celle de Desmarres (idiopathique et symptomatique), mais nous faisons, comme Jamain, de la mydriase congénitale un genre à part, opposée à la mydriase accidentelle, au lieu d'en faire comme Frénoy une subdivision de la mydriase idiopathique.

Nous adopterons la classification suivante :

1° Mydriase congénitale ;

2° Mydriase accidentelle.

Le second genre se subdivise en :

1° Mydriase idiopathique ;

3° Mydriase symptomatique.

Celle-ci sera encore divisée en :

1° Mydriase mécanique ;

2° Mydriase de cause vasculaire ;

3° Mydriase de cause nerveuse
- par excitation
- par paralysie
  - centrale,
  - périphérique ;

4° Mydriases discrasiques ou constitutionnelles ;

5° Mydriase artificielle, médicamenteuse et par intoxication.

MYDRIASE CONGÉNITALE.

Nous comprendrons dans cette variété, l'iridérémie ou absence d'iris. Cette anomalie est excessivement rare, Sichel, comme Jungken et Ph. de Walter, disent même qu'elle n'existe pas, que dans les cas d'iridérémie, on peut toujours apercevoir à la périphérie, un limbe constitué par des fibres de l'iris arrêtées dans leur développement. Une commission nommée pour examiner un cas d'iridérémie observé par Morrison, conclut aussi à une mydriase congénitale.

Cependant plusieurs auteurs l'ont observée et la décrivent. Elle est ordinairement double et s'accompagne souvent de cataracte ; elle serait plus fréquente chez les garçons que chez les filles, et héréditaire du côté paternel. Mackenzie a vu des sujets atteints d'aniridie particile, la cataracte en était aussi une complication fréquente.

La mydriase congénitale dont parlent Schön, Jœger, Escher, Melchior, Sichel, est simple ou double, on l'a dite héréditaire. Van Roosebroeck, cite même une

DIVISIONS DES MYDRIASES

Congénitale.	Accidentelle.							
	Idiopathique.	Symptomatique.						
		Mécanique.	Vasculaire.	Nerveuse.			Constitutionnelles.	Artificielle, médicamenteuse et par intoxication.
				Par irritation.	Par paralysie.			
					Cause périphérique.	Cause centrale.		
		Traumatismes. Glaucome. Hydrophthalmie. Passage et luxation du cristallin. Déchir. du sphincter. Leucome central.	Syncope. Anémie cérébrale. Ischémie cérébr. Congestion cérébr.	Electricité. Affections unilatérales. Irrit. d'un nerf sensitif. Névralg. de la 5e paire. Affect. gastro-intestin. Vers intestinaux. Anévrysmes. Myélite. Hystérie. Chorée. Hypochondrie. Monomanie. Paralysie générale. Maladie de Graves. Masturbation.	Paralys. rhumatismales de l'accommodation. Paralysies faciales. Tumeurs et carie de l'orbite.	Affections du fond de l'œil. Héméralopie. Commotion cérébrale. Hémorrhagie cérébr. Ramollissement cérébral. Méningite et méningo-encéphalite. Coma. Abcès du cerveau. Tubercules du cerveau. Tumeurs cérébrales (gommes, cancer, exostoses, anévrysmes). Hypertrophie du cerveau. Hydratides du cerveau. Affections du cervelet.	Diphthérie. Syphilis. Rhumatisme. Albuminurie. Chlorose et anémie. Cachexie.	Belladone } Jusquiame } Datura-stram. } employées surtout comme mydriatiq. Morelle noire. Douce-amère. Tabac. Chloroforme. Ether Protoxyde d'azote. Empoisonnem. p^r le charbon. Plomb. Mercure. Zinc, nitrate d'argent. Ac. cyanhydr., laurier-rose. Cyanure de potassium. Sulfate de quinine. Phosphore. Brome, brom. de potassium. Potasse. Soude. Strychnine. Vératrine. Digitale. Scille. Aconit. Grande ciguë. Camphre. Fausse angusture. Tanguin de Madagascar. Curare. Staphysaigre. Cantharide. Hachisch, quelques alcaloïdes de l'opium. Lupin. Mouron. Gelsemium sempervirens. Colchique. Vomitifs et purgatifs. Alcool. Gaz des fosses d'aisance.

famille dans laquelle, depuis trois générations, les enfants aux yeux bleus avaient les pupilles dilatées, tandis que ceux qui avaient les yeux bruns étaient exempts de cette affection. Sichel, (le père) cite huit observations de mydriase congénitale double. Le fond de l'œil, dans ces cas, paraît rouge à cause du grand nombre de rayons lumineux qui pénètrent dans le globe et qui sont réfléchis ; les enfants craignent la lumière, ils clignent souvent les paupières et contractent les muscles du front, ce qui les ride et leur donne *une physionomie sombre et vieille.* La vue est quelquefois confuse, et cette affection peut être compliquée de nystagmus et de troubles du cristallin.

Le Dr Melchior (de Copenhague) dit que chez ces malades la dilatation de la pupille peut augmenter ou diminuer.

MYDRIASE ACCIDENTELLE.

Mydriase idiopathique. — Nous croyons que cette forme pourrait être rangée dans la classe des paralysies périphériques, mais comme tous les auteurs l'admettent, comme elle semble constituer une affection spéciale, nous avons cru devoir la conserver.

Elle est ordinairement simple, rarement double ; cependant M. Gosselin en cite un cas, nous en rapportons nous-même une observation.

Cette affection est assez rare, et ses causes mal connues. On a accusé le rhumatisme, c'est peut-être la cause la plus fréquente, l'attention prolongée. Ainsi Canstatt parle d'un jeune homme qui, observant quelqu'un avec attention, et ayant dû pour cela garder une position gênante, eut une mydriase de l'œil droit.

Ch. Deval a vu survenir le même accident chez un individu qui s'était mis dans une violente colère à la vue d'un huissier venu pour saisir ses meubles, et chez un sculpteur qui fut atteint subitement en regardant une statue au jardin des Tuileries.

Jeaffreson en cite un cas qui céda aux instillations de Calabar. Il donnait des doses assez fortes pour ramener le *punctum proximum* à 9 pouces, et comme le malade dont il s'agit était hypermétrope à 1/24, les doses devaient être un peu plus fortes qu'elles ne l'eussent été pour un emmétrope.

Voici une observation que nous avons recueillie à la clinique du Dr Dañmas, nous avons vainement cherché quelles pouvaient être ses causes.

Obs. I. — Mme X..., âgée de 27 ans, d'une bonne constitution, n'ayant pas eu de maladies graves, n'accusant dans ses antécédents ni syphilis, ni rhumatismes, se présente à la clinique le 27 octobre 1874.

Peu de jours avant se trouvant à la campagne, elle eut des maux de tête violents et continus qu'elle attribuait à des contrariétés, et à la suite desquels elle remarqua que la vue de près se faisait avec difficulté.

Les pupilles sont largement dilatées et ne réagissent que très-faiblement sous l'influence de la lumière concentrée. L'examen de la vue donne :

Od. Emmétropie S = 1, lit. le no 1 avec + 16 } Ch. visuel
Og. Emmétropie S = 7/8, lit. le no 2 avec + 13 } libre.

On lui prescrit les verres nécessaires pour la lecture.

Le 3 novembre les verres prescrits sont devenus insuffisants, la paralysie de l'accommodation a augmenté, on lui ordonne des deux côtés + 12

On commence l'électrisation par les courants continus, les séances de 4 ou 5 minutes de durée sont renouvelées chaque jour.

Le 9 novembre l'examen de la vue donne :

DDc. Emm. S = 1 lit. no 1 avec + 11.

Instillation de deux gouttes de solution de sulfate d'ésérine; dix minutes après les pupilles sont fortement contractées surtout à gauche, elle lit le n° 1 à 8 pouces sans verres. L'effet persista pendant 24 heures; les installations ne furent plus répétées.

Le 4 février 1875, l'œil droit est revenu à peu près à l'état normal.

La paralysie persiste à l'œil gauche.

Quelque temps après nous revîmes cette malade, une rechute avait eu lieu à l'œil droit et l'œil gauche était en bonne voie.

Depuis nous l'avons perdue de vue.

Voici une observation, très-curieuse, que nous devons à l'obligeance de M. Caudhrot, chef de clinique de M. Meyer.

Obs. II. — Aurélie B...., âgée de 23 ans, vient à la consultation le 23 octobre 1875, mydriase double complète et paralysie de l'accommodation sans symptômes généraux.

DDc. Hm. 1/18 S = XXX...

On la traite par les courants continus.

Le 28. En regardant la pupille on voit une teinte un peu louche, et à l'éclairage latéral on voit une grande quantité d'opacités très-fines du cristallin.

Od. + 36 S = XL }
Og. + 24 S = XL } Ch. v. l.

On lui instille une solution d'ésérine, on continue l'électricité et on fait la ponction de la chambre antérieure.

La malade n'a pas reparu.

MYDRIASES SYMPTOMATIQUES.

Mydriases mécaniques. — Nous faisons rentrer dans cette catégorie les mydriases causées par des traumatismes. Les observations en sont nombreuses. En voici une que nous avons recueillie à la clinique de M. Liébreich.

Obs. III. — Mme X....., blanchisseuse, âgée de 38 ans, habitant à Auteuil, vint à la consultation au mois de mai 1872.

Elle présente à l'œil droit une dilatation exagérée de la pupille, plus prononcée dans le sens vertical que dans le sens horizontal, paralysie complète de l'accommodation. Interrogée sur les causes probables de ces troubles, elle les attribue à un coup de pierre reçu sur l'œil peu de jours avant.

L'examen ophthalmoscopique ne laisse voir aucun trouble du fond de l'œil, la pupille seule présente la forme oblongue caractéristique d'un haut degré d'astigmatisme. Le champ visuel est libre. Cependant la malade ne peut lire les plus gros caractères de l'échelle de Snellen, et elle affirme qu'avant l'accident la vue de cet œil était égale à celle de l'autre.

A l'éclairage oblique la partie inférieure de la pupille donne un reflet plus chatoyant que la partie supérieure, ce signe fait supposer une luxation du cristallin en bas et en avant. Il y a en outre de la diplopie monoculaire. On essaie dans la moitié inférieure des verres cylindriques concaves, et dans la moitié supérieure des verres cylindriques convexes, combinaison qui produit une amélioration sensible de la vue à distance. La plus grande correction de l'acuité visuelle pour la lecture ne s'obtient qu'avec des verres sphériques n° 8, combinés avec un cylindre convexe 14, dans la partie supérieure, et concave 9 dans la partie inférieure ; à l'aide de ces verres elle lit le n° 7 de l'échelle de Jæger.

On est en droit de conclure ici à une luxation du cristallin dirigé de haut en bas et d'arrière en avant, la dilatation de la pupille était produite par la pression du cristallin contre la partie inférieure de l'iris et par l'irritation consécutive. La dilatation a persisté malgré tous les traitements, elle était, en décembre 1875, aussi prononcée que le premier jour.

Nous donnons deux observations de mydriase traumatique que nous devons à l'obligeance de M. le Dr Ed. Meyer.

Obs. IV. — Mlle Emma R....., âgée de 8 ans, se présente à la consultation le 11 novembre 1875.

Au mois de septembre elle reçut un coup de bâton assez violent sur l'œil gauche ; la paupière supérieure fortement contusionnée devint le siége d'un épanchement sanguin qui amena l'occlusion des paupières pendant un certain temps. Lorsque le sang se fut résorbé et que les mouvements des paupières furent libres, on remarqua la diminution de l'acuité visuelle et la dilatation de la pupille.

L'examen de la vue donne :

Od. Emm. S. normal.

Og. Emm. S = L.

L'accommodation de l'œil gauche qui devrait être à 1/4 n'était que 1/10.

L'iris ne réagit pas et à l'éclairage oblique, on voit manifestement des troubles de la capsule.

Comme traitement, on emploie des instillations d'ésérine et l'électrisation par les courants continus.

Obs. V. — M. F....., serrurier, se présente le 30 décembre 1875, il a reçu, il y a environ deux mois, un coup violent sur le crâne, mais d'autres causes peuvent être considérées comme ayant produit la mydriase compliquée de paralysie de l'accomodation dont il est atteint à l'œil gauche. Il est fortement anémique, sujet à des étourdissements, bourdonnements, etc. En outre il a eu la syphilis.

Traitement : pilules d'aloès. Pommade à l'iodure de potassium. Toniques.

Le 3 janvier on lui ordonne des pilules de sublimé.

Le 18. Iodure de potassium. Pommade à la strychnine.

L'amélioration a été rapide surtout du 5 au 18 janvier. Le 27, le malade presque guéri a repris son travail.

Les auteurs ont rapporté beaucoup de cas de mydriase traumatique, tels sont celui de M. Fano (*Gaz. des hôp.*, 17 avril 1862), qui s'accompagnait de ptosis de la paupière supérieure, et dont la guérison fut obtenue à l'aide d'une pommade à l'extrait gommeux d'opium ; celui de Flemming de Berlin, occasionné par le choc d'un morceau de bois ; celui de Desmarres père (*Gaz. des hôp.*, 1853, p. 432), consécutif à un coup de fouet, ceux de Demours dans l'un desquels le cristallin se troubla au bout de cinq ou six mois, et amena la perte de la vue. Demours ajoute que ces exemples ne sont pas rares. Celui que rapporte M. L'Etendart (Thèse de Paris, 1868), offrait ceci de particulier que le malade voyait deux images superposées ; ce phénomène ne persista pas, mais la mydriase fut rebelle.

Sous l'influence des traumatismes, il peut se produire d'autres désordres qui suffisent à expliquer la mydriase sans avoir recours à la paralysie des nerfs ciliaires qui, cependant, peut exister concurremment, comme des décollements de la rétine, etc., mais nous ne pouvons rapporter ici tous ces cas.

Epanchement de sang dans le corps vitré. — Souvent consécutive à un traumatisme, cette affection est rare; Follin dit même qu'elle n'existe pas, ayant vainement cherché à la produire chez des lapins, malgré des traumatismes violents. Dans ces cas, la mydriase peut avoir lieu, et par augmentation de la pression intra-oculaire et par amblyopie. L'examen ophthalmoscopique fera différencier cette affection d'un décollement rétinien.

Obs. VI. — Mme Céline T...., âgée de 29 ans, vient à la consultation le 31 janvier 1876. Elle raconte que le 27 du même mois elle a reçu au bord orbitaire du frontal à gauche un fort coup de lance, dans un manège. Elle eut un étourdissement assez prolongé, des douleurs qui persistèrent 24 heures, puis elle s'aperçut que la vue était troublée.

La pupille est dilatée mais pas au maximum, la lumière ne produit pas de mouvements, l'examen de la vue donne pour résultat :

Emm. S = C (+ 10), lit. nº 18, Ch. v. l.

A l'ophthalmoscope on voit des flocons noirs mobiles dans le corps vitré, la rétine et la papille sont saines.

Glaucome. — Dans cette affection, la dilatation de la pupille est un phénomène saillant, c'est celui qui frappe d'abord l'observateur, et peut le porter à croire à une mydriase idiopathique : mais l'examen des parties avoisinantes et des symptômes, fait bien vite penser à une affection plus sérieuse ; la conjonctive est injectée, la cornée louche et nuageuse, la couche épithéliale étant altérée, la chambre antérieure petite, l'iris porté en avant, ainsi que le cristallin, dont la couleur est d'un gris verdâtre, le globe est dur au toucher ; en outre l'examen de la réfraction fera constater de l'amblyopie, et un rétrécissement du champ visuel, siégeant ordinairement en bas et en dedans. Ces symptômes, joints à la névralgie ciliaire, feront penser à un glaucome, et l'examen ophthalmoscopique complètera le diagnostic.

La dilatation de la pupille est due ici, non-seulement à la pression qu'exercent les liquides, mais encore à la paralysie des nerfs ciliaires comprimés.

Hydrocéphalie et hydrophthalmie. — Nous réunissons ces deux affections, parce que, très-souvent, la seconde est corollaire de la première. Dans les cas d'hydrocéphalie une compression du nerf de la troisième paire peut donner lieu aux phénomènes pupillaires et accommodatifs, dans l'hydrophthalmie, l'augmentation des liquides intra-oculaires, l'allongement de l'axe antéro-postérieur du globe, la myopie consécutive, l'agrandissement de l'œil, de la cornée qui paraît démesurément large, suffisent à expliquer la dilatation pupillaire.

Luxations du cristallin. Passage du cristallin à travers l'ouverture pupillaire. — Nous avons cité une observation de luxation du cristallin, nous n'y reviendrons pas.

Dans l'opération de la cataracte, on a dit que le passage du cristallin pouvait produire la mydriase. Cela peut, en effet, arrriver, si le noyau est très volumineux, et surtout si le sphincter a été déchiré, mais ce n'est point un accident, au contraire, les restes de capsule qui se trouvent quelquefois dans le champ pupillaire ne peuvent pas intercepter tous les rayons lumineux, et comme ils ne touchent pas les deux bords de l'iris, ils ne peuvent contracter avec eux des adhérences qui entraineraient l'occlusion de la papille; ils ont, en outre, plus de tendance à la résorption. Les cataractes secondaires seront moins à craindre, et comme le malade ne peut plus avoir d'accommodation, il ne sera pas gêné du côté de la vision. En lui prescrivant des lunettes teintées, on remédiera au seul inconvénient, qui serait le passage d'un trop grand nombre de rayons lumineux. Nous devons dire cependant que la mydriase n'est pas le cas le plus fréquent dans les nombreuses opérations que nous avons vu faire par M. Daumas, dont nous avons observé les malades jour par jour, la pupille semblait, au contraire, predisposée à être rétrécie, et se montrait plus rebelle à l'action de l'atropine que celle d'un œil sain.

Déchirures du sphincter. — Nous avons dit que l'iris comprenait deux muscles, c'est leur antagonisme qui maintient la pupille dans un état de moyenne dilatation. Lorsque, sous une influence quelconque, l'un des deux est excité ou paralysé, l'équilibre est détruit, et l'ouverture s'agrandit ou se rétrécit. On comprend très-bien alors que si le sphincter est déchiré, son action n'existera plus, tandis que celle des fibres radiées qui n'auront été que peu atteintes, persistera, et la pupille sera dilatée. Si ses deux ordres de fibres avaient été atteints comme dans les cas d'iridectomie, il y aurait paralysie de l'iris.

White Cooper cite trois observations de mydriasis à la suite de déchirure du sphincter.

Leucome central. — Deux causes nous expliquent ce

qui se passe du côté de la pupille, elle se dilate d'abord pour permettre aux rayons lumineux de pénétrer dans l'œil périphériquement, ensuite parce que la tache empêche la lumière de frapper la rétine et maintient l'œil dans l'obscurité. Cette dernière raison ne serait pas suffisante si l'autre œil était bon, parce que, la lumière pénétrant dans un œil, fait contracter les deux iris.

Obs. VII. — Mlle J...... D......, âgée de 19 ans, est venue pour la première fois à la consultation, le 10 mars 1869, elle avait alors 13 ans.

Les antécédents étaient bons, elle n'avait jamais été malade; à l'âge de 6 ans elle avait eu des dispositions à être réglée. La vue était bonne quoique probablement myope.

La jeune fille était atteinte de kératite parenchymateuse, le traitement qu'elle suivit consista en instillations d'atropine, applications de compresses de ouate aromatisée, iodure de fer, iodure de potassium, huile de foie de morue, rhubarbe, etc ..... Depuis, l'amélioration a été lentement, mais graduellement croissante. En septembre 1875 on commence des douches de Lorenzo.

Le 22 décembre 1875, nous trouvons : *Œil droit*, la cornée est très-légèrement louche, la pupille, moyennement dilatée, ne réagit ni sous l'influence de la lumière directe, ni par sympathie. L'ophthalmoscope nous fait reconnaître une myopie très-forte, pas de staphylome postérieur, la papille est allongée verticalement, blanche comme dans les atrophies, les artères sont filiformes.

Œil gauche. Vaste albugo central, occupant tout le champ pupillaire, mydriase; la pupille se dilate probablement pour permettre à la malade de voir malgré la tache; elle ne réagit pas à la lumière. A l'ophthalmoscope, on trouve aussi de la myopie, la papille est plus large et plus ronde qu'à l'œil droit; apparence atrophique, manque de vascularisation.

Od. Elle voit les doigts à 2 pieds avec un verre concave 1/2.

Lit le nº 17, Ch. visuel libre.

Og. My. 1/5 S = C C (— 13) nº 8 à 5" Ch. v. l.

La santé générale est bonne, les digestions se font bien, quelques maux de tête surtout aux époques des règles.

On commence l'électricité qui, dans ce cas, pour but de réveiller la circulation du fond de l'œil.

M. Tavignot classe dans les mydriases congénitales un cas où il y avait coïncidence de leucome central. Peut-être le leucome n'était-il pas étranger à la dilatation de la pupille?

Mydriase de cause vasculaire. — Elle existe dans la *syncope*, et par suite de l'anémie des vaisseaux de l'iris et par suite du manque d'influx nerveux, la même chose a lieu dans l'asphyxie, et Rehyer a vu de la mydriase dans un cas de dyspnée, chez un individu qui avait avalé un morceau de viande trop gros, tout cessa lorsque le morceau ingéré eut été rendu.

Anémie cérébrale. — Lorsqu'elle n'existe pas à un haut degré, le phénomène dont nous nous occupons n'est pas constant, mais il apparaît toujours lorsque les malades sont arrivés à une période ultime. Marshall Hall, dans son Traité des maladies nerveuses, parle de deux malades privés de connaissance depuis deux jours, leurs pupilles étaient fortement dilatées, c'est, du reste, ce qui arrive dans le coma.

Lorsqu'on lie ou seulement lorsqu'on comprime les carotides, la pupille qui s'était d'abord rétrécie, ne tarde pas à se dilater. On sait, d'après les expériences de Kussmaul et Tenner, que la dilatation persistante de la pupille, succédant au rétrécissement, est un signe de mauvais augure dans les cas d'anémie cérébrale.

M. Erhmann (Thèse de Strasbourg), produisant sur des animaux l'anémie cérébrale par la ligature des carotides, a remarqué d'abord une constriction des pupilles, puis, dit-il, « les yeux se tournent en dehors, la pupille vient se cacher sous la paupière, la respiration est courte et rapide, tout aussitôt les muscles de la nuque se relâchent, la tête retombe sur la poitrine, les animaux chancellent et s'affaissent sur eux-mêmes. Cet état dure quelques secondes ; puis les pupilles se dilatent ainsi que les fentes palpébrales et les narines...., quelques convulsions.... ; à ce moment la respiration s'arrête, le cœur continue à battre ; l'œil est saillant, les veines de la face injectée ; la pupille fortement dilatée et immobile au centre des paupières (1). »

Dans l'*ischémie cérébrale*, et c'est à peu près le cas des animaux soumis aux expériences que nous venons de citer, les phénomènes oculo-pupillaires sont les mêmes.

Congestion cérébrale. — Il pourra paraître bizarre que nous rangions dans la même catégorie de causes produisant la mydriase, l'anémie et la congestion cérébrale. Mais si, dans cette dernière affection, le désordre vasculaire est bien la cause première qui produit le phénomène, elle ne le produit que médiatement par l'action probable qu'elle exerce sur les nerfs du sphincter.

Il est vraisemblable que sous l'influence de l'augmentation du sang dans le crâne, il y a compression sinon de toute la substance nerveuse, du moins de certaines parties, comme des moteurs-oculaires. Nous ne pouvons admettre, comme nous l'avons dit, en physiologie, que la congestion produise la dilatation de l'iris ; partant de là, certains auteurs ne l'admettent pas dans ces cas ; nous n'allons pas aussi loin, d'autant plus que des noms autorisés en ont cité des exemples, mais nous cherchons à l'expliquer par un autre mode d'action.

Nous trouvons dans le Traité de Ch. Deval deux cas de mydriase par congestion encéphalique ; le premier, peu concluant, car il s'agit d'une céphalalgie *avec con-*

(1) Erhmann. Loc. cit., p. 32-33.

gestion à la tête, céda en vingt-quatre heures; le second est celui d'une jeune fille qui, à la suite d'une violente frayeur, vit ses règles s'arrêter brusquement. Des sangsues à l'anus, des sinapismes aux jambes la rétablirent promptement.

Witehead et Fano ont cité des exemples à peu près analogues.

MYDRIASES DE CAUSE NERVEUSE.

Par irritation nerveuse. — Cette irritation agit sur le grand sympathique, soit directement, soit par action réflexe d'un nerf sensitif. Dans beaucoup des affections dont nous allons parler, l'action du grand sympathique n'est pas bien prouvée, mais nous nous sommes rattaché à cette idée, parce qu'elle nous paraît la plus vraisemblable, et parce qu'il est difficile d'expliquer autrement les phénomènes oculo-pupillaires.

L'*électricité* agit sur la pupille en la dilatant, non-seulement lorsqu'elle est portée sur le grand sympathique, mais encore lorsqu'on s'en sert pour exciter un nerf sensitif quelconque, c'est ce qu'on a observé en galvanisant le sciatique chez un chien curarisé. C'est probablement à cette excitation que sont dus les phénomènes oculo-pupillaires dans les affections unilatérales des diverses parties du corps, des plaies, brûlures, etc.

Les *névralgies*, surtout celles du trijumeau, rapportées par beaucoup d'auteurs (Marchal, de Calvi, 5 cas; Notta: sur 10 cas, la pupille fut dilatée 7 fois, immobile 4 fois; Sichel, Petrequin, Edwin Lee); Consstatt en cite même une qui était périodique. Voici l'explication que donne cet auteur :

« Les douleurs névralgiques agissent comme les remèdes excitants appliqués sur les ramifications nerveuses de la pituitaire et de la conjonctive. Elles déterminent de violentes contractions réflexes de l'iris, qui finissent par épuiser l'action motrice, de telle sorte que, après les paroxysmes douloureux, cette membrane se trouve dans un état de relâchement de semi-paralysie, et présente ainsi le phénomène secondaire de la mydriase. »

Terrlinck parle d'un malade qui, ayant éprouvé une violente douleur à la suite de l'extraction d'une dent, fut atteint de mydriase, l'affection ne dura que huit jours. Desmarres en a vu une guérir par l'extraction d'une dent cariée.

Dans la *migraine*, l'*irisalgie*, que M. Dubois-Reymond considère comme une excitation du sympathique, on trouve fréquemment la pupille dilatée.

Certaines tumeurs du cou qui excitent le sympathique n'étant pas assez développées pour le paralyser, ont une action semblable. Jobert de Lamballe, croyons-nous, a ainsi guéri un malade de mydriase, en lui enlevant un lipome de la nuque. Eulenburg l'a observée dans des cas de tumeurs scrofuleuses, il a noté en même temps une diminution dans la température de l'oreille ; dans un de ces cas, il y avait mydriase bilatérale avec parésie de l'accommodation à l'œil le plus dilaté.

Citons encore les *anévrysmes de la crosse de l'aorte* (Ogle), mais alors la dilatation n'est pas constante, on observe plus souvent le rétrécissement (Giovanni) (1). D'autres causes ont encore été rapportées à l'excitation des nerfs périphériques, les douches froides (Brown-

(1) Giovanni. Annali universali di medicina e chirurgia, février 1875, et Gaz. des hôp., p. 514. Des troubles pupillaires observés dans les affections cardiaques.

Sequard, de Pontevès), c'est peut-être ainsi qu'agiraient les frissons, le séjour dans des endroits humides.

Lésions traumatiques de la moelle. — Au début, il y a souvent une période d'excitation, et la pupille est dilatée, c'est ce qui ressort des faits signalés par Ollivier (d'Angers), Rosenthal ; dans ceux de Rendu, la pupille était rétrécie, le malade était d'une pâleur extrême, dans les premiers cas, la face était rouge et animée.

Myélites. — M. Dujardin-Beaumetz, dit dans sa Thèse d'agrégation sur les myélites aiguës : « Au début, lorsqu'il existe des phénomènes d'excitation, la face est pâle, les pupilles sont dilatées, plus tard des phénomènes de dépression leur succèdent, lorsque la moelle est détruite, les pupilles sont contractées, la face est congestionnée, vultueuse, » la même chose a lieu dans les myélites cervico-brachiales.

Ces phénomènes sont très-marqués dans l'*ataxie locomotrice*, surtout quand les cordons postérieurs sont atteints. Chauveau a, en effet, remarqué que la dilatation de la pupille ne se produisait par la moelle que si on galvanisait les cordons postérieurs, et manifestement près du point d'origine de la deuxième paire de nerfs. C'est donc dans l'excitation du centre cilio-spinal qu'il faut chercher la cause de cette dilatation qui souvent n'est que passagère ; l'épuisement, succédant assez rapidement à l'irritation. On a remarqué que son retour coïncidait avec le retour des accès paroxystiques, des contractions involontaires ou des convulsions que provoque l'accroissement d'excitabilité spinale (Jaccoud) ; une excitation périphérique peut aussi y donner lieu.

L'irritation spinale n'est pas toujours seule à produire la mydriase, il arrive souvent qu'il y a des affections nerveuses, paralysies de la troisième paire qui produisent des phénomènes pupillaires, c'est pourquoi on voit souvent dans de l'ataxie, ordinairement au début, des paralysies des muscles de l'orbite.

A une certaine période, surtout lorsque les nerfs optiques sont atteints, ce n'est plus une dilatation mais bien un rétrécissement pupillaire que l'on observe. Le myosis existe au plus haut degré, et les mouvements de la pupille sont abolis. C'est là un symptôme très-important au point de vue du diagnostic différentiel de l'atrophie des nerfs optiques par cause cérébrale et par cause spinale. Souvent l'affection oculaire est initiale, et le malade vient consulter le médecin, parce que la vue baisse, il n'accuse pas d'autres symptômes, ayant accordé peu d'attention aux douleurs fugaces qu'il a ressenties ; alors, indépendamment de la couleur de la papille qui aura la teinte spéciale qui lui a fait donner le nom d'atrophie grise, mais qu'on peut confondre avec l'atrophie blanche, lorsqu'on n'est pas bien habitué aux examens ophthalmoscopiques, alors l'état de la pupille sera d'un grand secours pour l'observateur. Si la pupille est dilatée, il est probable qu'on aura affaire à une atrophie blanche, si la pupille est contractée au point qu'on ne puisse voir que difficilement l'image du fond de l'œil, si elle est immobile, il est probable que l'atrophie sera de cause spinale. Il est bien entendu qu'il faudra d'abord avoir constaté à l'ophthalmoscope une atrophie des nerfs optiques.

Obs. VIII. — M. Alexandre N...., âgé de 58 ans, vient à la consultation en décembre 1874.

Il a eu la syphilis, il y a 15 ans, mais n'a pas remarqué d'accidents depuis cette époque. La vue baisse depuis deux ans, on on lui a ordonné des bains de pieds, purgatifs, ventouses de Heurteloup, etc.... puis électrisation par les courants constants.

L'état des yeux en janvier 1876 est le suivant : Od. Pupille dilatée et immobile, les muscles agissent un peu lentement, à l'ophthalmoscope la papille nous apparait avec la teinte caractéristique des atrophies par cause spinale, staphylome postérieur. Og. pupille immobile, plutôt rétrécie que dilatée, myopie forte teinte grise atrophique de la papille.

Examen de la réfraction :

Od. Pas de sensation de lumière.

Og. My 1/3 S = C lit. nº 9 à 4" Ch. v. rétréci en bas.

La santé générale est bonne, les fonctions se font bien, mais le malade se plaint de douleurs rhumatismales passagères.

Comme on le voit, cette observation n'est pas très-concluante. Cependant nous croyons, dans ce cas, à une ataxie locomotrice, dont les symptômes initiaux se sont portés sur les nerfs optiques, le malade ayant peu remarqué d'autres signes qui pourraient être d'une grande utilité pour le médecin. L'état des papilles est, dans ces cas, un guide à peu près sûr.

Dans les attaques d'*éclampsie*, d'*hystérie*, d'*épilepsie*, la pupille est dilatée et immobile. C'est là un symptôme qui sert à reconnaître les faux épileptiques, leur pupille à supposer qu'elle soit dilatée, réagit sous l'influence de la lumière. M. Magnan a observé la dilatation pupillaire chez les animaux qu'il a soumis à ses expériences sur l'*épilepsie absinthique*.

Dans la période d'état de la *chorée*, on observe les mêmes phénomènes pupillaires et le retour de la contractilité et de la contraction sont les signes les plus précoces de l'amélioration (Peacock). Nous avons pu constater de la mydriase chez un individu qui était sous l'influence du sommeil magnétique, une lumière très-vive ne produisait aucun mouvement du côté de l'iris. C'est encore à l'excitation du grand sympathique qu'on a rapporté la mydriase des hypochondriaques, des monomanes, des malades atteints de paralysie générale. On en fait un symptôme très-important, au point de vue du pronostic dans cette affection, mais souvent c'est plutôt une inégalité pupillaire que de la mydriase qui existe dans cette maladie. Arndt dit l'avoir observée dans beaucoup de maladies mentales, mais il lui donne souvent pour cause une irritation de la moelle, et ne la considère pas comme étant d'un pronostic défavorable. Il a vu chez des gens, jouissant de leur intelligence, des différences de pupilles pendant l'hémicranie, les vomissements nerveux, à la suite de constipation, d'excitation génitale, d'affaiblissement et de douleurs dans les articulations.

Vers intestinaux. — C'est un signe fréquent et d'une grande importance pour le diagnostic chez les enfants. Nous avons vu, à la consultation du Dr Daumas, une petite fille atteinte de mydriase; en recherchant les causes on apprit que l'enfant avait déjà eu des vers; on fit un traitement antihelminthique (graines de courge et huile de ricin) et la malade guérit après avoir rendu un immense tænia.

Voici ce qu'a remarqué Kittel chez les malades atteints de trichinose, dans une épidémie qu'il a observée à Eibeau. Peu après la raideur de la nuque, les mouvements sont restreints, incertains et douloureux, symptômes de migration de trichines dans les muscles de l'œil; le regard est fixe et terne, la face, les paupières et la conjonctive œdématiées, le globe proéminent, la sécrétion des larmes peu abondante, la pupille dilatée et immobile, l'accommodation paralysée, la vue diminuée, il attribue ces troubles à une irritation secondaire des rameaux du trijumeau.

Le Dr Fallot (de Namur) parle d'un enfant qui, à la

suite d'une indigestion, eut des convulsions et fut atteint de mydriase. La vue était diminuée au point de produire une cécité presque complète et cependant l'expérience de la carte percée produisait de l'amélioration; on lui administra du calomel et de la mousse de Corse, il rendit de nombreux vers lombrics et un mois après tous les phénomènes oculaires avaient cessé.

C'est à la suite de faits de ce genre qu'on a dit que l'excitation gastro-intestinale pouvait produire l'amaurose. Sans nier des choses, sous le mauvais prétexte que nous ne les avons pas vues, nous croyons qu'on n'a peut-être pas assez examiné l'état de la réfraction oculaire des malades. Il se peut qu'on ait trouvé des hypermétropes forts qui, étant privés de leur accommodation, avaient par cela même une vue très-défectueuse, et qui recouvraient leur acuité visuelle si la paralysie du muscle ciliaire venait à cesser.

L'embarras gastrique, *l'excitation génitale* (*Union méd.*, 1859, 2e série, T. III) peuvent produire la mydriase, qu'on a considérée comme caractéristique dans la *masturbation*. Petrequin dit que la papille est en même temps portée en haut et en dedans.

Bowman a une observation de mydriase, dont la cause est manifestement la masturbation.

Mydriase par paralysie nerveuse.

Périphérique.—Les affections de l'orbite, qui peuvent intéresser le nerf de la 3e paire, sont les principales causes de ces paralysies. On pourrait en dire autant de certaines tumeurs et autres affections du fond de l'œil, que nous avons rangées dans la classe suivante.

Les exostoses. — Demarquay (*Traité des tumeurs de*

l'orbite) cite le cas d'une dame, traitée par M. Ricord, chez laquelle une exostose syphilitique avait amené une paralysie du moteur oculaire commun.

Hamilton (*Arch. de méd.*, décembre 1845) dit qu'il a eu l'occasion de faire l'autopsie d'une malade syphilitique; il trouva une carie de l'orbite, suite de périostose, qui expliqua la paralysie dont elle avait été atteinte.

M. Gosselin a vu un kyste volumineux de la paupière supérieure occasionner la mydriase.

On comprend facilement qu'il en est de même de beaucoup d'autres tumeurs, névromes, épanchements sanguins (de Grœfe) sur lesquelles nous n'insisterons pas.

Centrale. — Nous avons réuni ici les affections du fond de l'œil pour les avoir en un seul groupe.

L'atrophie blanche des nerfs optiques n'exclut pas une certaine mobilité de la pupille, surtout s'il reste encore une assez bonne sensation de lumière; en outre la dilatation n'est pas aussi prononcée que dans beaucoup des cas dont nous avons parlé, et l'électricité ainsi que les mydriatiques peuvent encore l'augmenter.

La *choroïdite atrophique et exsudative*, *la scléro-choroïdite postérieure* qu'on rencontre chez les myopes, si elle est un peu généralisée et qu'elle soit arrivée à une *choroïdite disséminée*, surtout si elle a amené des *changements dans la région de la tache jaune*; *l'hémorrhagie de la tache jaune*, *l'embolie de l'artère centrale de la rétine* sont autant de causes de mydriase.

Certaines *rétinites* comme la *rétinite albuminurique*, la *nevro-rétinite*, la *rétinite pigmentaire* doivent encore être citées. Dans cette affection, nous devons noter un phénomène caractéristique, c'est l'héméralopie, symptôme qu'on rencontre souvent en dehors de la rétinite pigmentaire, mais dont la mydriase est presque toujours la conséquence. On comprend que la rétine étant beaucoup moins sensible à la lumière qu'à l'état normal, la pupille ne se contracte pas sous l'influence de la lumière, c'est la perception qui fait défaut. Dans ces cas le champ visuel, qui est libre au grand jour, manque complètement si on place le malade dans une demi-obscurité.

Comme observations, nous pouvons citer les cas qu'observa Warton, sur des personnes atteintes d'héméralopie à la suite d'éblouissement de la rétine par la neige; l'obscurité les guérit; ceux de Cunier : héméralopie héréditaire depuis six générations dans une même famille; ceux de Fleury (de Rochefort): héméralopie épidémique à bord de la frégate *la Didon*.

Ramazzini a fait la même remarque dans la cécité diurne ou amaurose périodique.

Le champ visuel, qui nous donne des indications précieuses dans les cas de rétinite pigmentaire, est aussi d'un grand secours dans les *décollements de la rétine;* si alors on place le malade dans une demi-obscurité on trouvera le champ visuel manquant dans la partie malade, libre dans la partie saine.

Les *tumeurs du fond de l'œil* comme les *gliomes* de la rétine, le *synchisis étincelant* (Desmarres), les *troubles du corps vitré* s'accompagnent souvent de dilatation de la pupille.

Les paralysies de la IIIe *paire*, presque toujours produites par une affection intra-crânienne, tumeur ou désorganisation de la substance nerveuse, seront facilement reconnues par les symptômes de voisinage. Les muscles droits supérieur, inférieur et interne, petit oblique et releveur de la paupière sont paralysés, l'œil est donc dévié en dehors, et la paupière supérieure tombante.

Les observations en sont très-fréquentes. Victor de Méric en a rapporté 6, qu'il avait vues, et une 7e de Sœlberg Wells. Dans tous ces cas la cause était la syphilis, la plupart des malades étaient à la période tertiaire de la maladie, quelques-uns à la période secondaire. L'affection était unilatérale et dans tous les cas, excepté celui de Wells, l'accommodation faisait défaut, une fois il y avait carie de l'orbite. L'auteur pense, avec Wharton Jones que, dans les cas où la mydriase existe seule, les rameaux qui se rendent aux ganglions ciliaires sont seuls affectés. Les malades suivirent un traitement antisyphilitique, on leur fit des instillations de Calabar, ils furent soumis en outre à l'électrisation, la guérison fut le cas le plus fréquent.

Spencer Watson a vu un cas de paralysie de la IIIe paire avec anesthésie et rougeur de la moitié gauche de la face; l'observation que nous allons citer se rapproche un peu de celle-ci.

Dans le service de Malgaigne, à l'hôpital Saint-Louis, entra un homme atteint de fracture de la base du crâne et paralysie de l'oculo-moteur; à l'autopsie on trouve un caillot volumineux dans l'espace interpédonculaire (Francés, thèse de Paris, 1854).

Obs. IX. — Catherine W..., 23 ans, se présente à la consultation le 1er février 1875.

Antécédents syphilitiques; depuis trois mois elle a de violents maux de tête, quelques vertiges, de la diplopie. A gauche on trouve tous les signes d'une paralysie de la troisième paire, ptosis de la paupière, strabisme externe, mouvements musculaires presque abolis, diplopie, mydriase, paralysie de l'accommodation, la malade ne lit le n° 4 de l'échelle de Jæger qu'à l'aide d'un verre convexe n° 8.

La bouche est légèrement déviée à droite, la langue un peu déviée à gauche sort difficilement, la mâchoire inférieure ne peu atteindre la mâchoire supérieure qu'avec peine; la mastication est pénible.

On lui ordonne de l'iodure de potassium, un verre dépoli devant l'œil gauche, et l'électricité.

Le 11 février, la paupière qui recouvrait entièrement le globe, commence à se relever.

Le 18, la paupière laisse apercevoir la moitié inférieure de la cornée.

Examen de la réfraction de l'œil malade.

Emm. S = 1/2 (+ 10) n° 4 à 8" Ch. v. 1.

Nous n'avons plus revu la malade.

M. le Dr Landolt a eu l'obligeance de nous communiquer une curieuse observation de paralysie de la IIIe et de la VIe paire. La paralysie n'était pas bien accentuée du côté de l'oculo-moteur, elle était un peu disséminée, celle de la VIe paire a persisté surtout, enfin il s'est produit des désordres qui ont fait croire à une paralysie du trijumeau.

Obs. X. — X..., âgée d'environ 60 ans, se présente à la clinique du Dr Landolt le 6 décembre 1875. Interrogée sur ses antécédents elle dit n'avoir jamais eu de maladie grave, pas d'accidents syphilitiques. Au mois d'octobre elle aurait eu une chute de la paupière de l'œil gauche? La vision est gênée, diplopie, névralgie du côté gauche depuis longtemps, la santé générale est bonne, elle a déjà fait un traitement à l'iodure de potassium.

On constate que la paupière est un peu plus tombante que celle du côté opposé, strabisme *interne*, diplopie, pupille moyennement dilatée et immobile, l'*accommodation* est bonne, les muscles agissent bien, moins le droit externe.

Hp. légère, S. normal.

On lui fait continuer l'iodure de potassium et on électrise le droit externe avec des courants induits tous les jours jusqu'au 11 janvier.

La paupière supérieure reprend sa mobilité pendant la première semaine, la pupille reste dans le même état, le strabisme = 40°.

Le 15 janvier ténotomie du droit externe par la méthode Snellen Le sang se coagule difficilement, la malade avait, dit-elle, toujours eu des tendances aux hémorrhagies. Après l'opération le strabisme = 10°, il est corrigé par un prisme de 18°.

Le 17, la diplopie est corrigée par un prisme de 14°.

Le 22, après guérison complète, strabisme 5°.

La pupille est dans le même état, instillations de deux goutte d'ésérine par jour, la pupille se contracte, la malade veut reprendre son travail.

Le 30 elle se plaint de névralgie du côté gauche.

Le 3 février conjonctive injectée, cornée légèrement voilée et insensible, l'épithélium commence à s'exfolier, pupille étroite; on cesse l'ésérine et on bande l'œil après avoir instillé une goutte d'atropine pour prévenir l'iritis qui commence.

Le 5, la conjonctive et la paupière supérieure sont insensibles.

Le 7, les deux paupières, la cornée, la conjonctive sont insensibles, diminution de la sensibilité de la joue.

La kératite fait des progrès malgré le pansement, l'iris est moins jaune, la pupille dilatée, on continue l'atropine et le bandage.

A ce propos, disons qu'on a trouvé parfois la mydriase coïncidant avec une paralysie de la VIe paire, on a expliqué cette anomalie par la disposition anatomique dont nous avons parlé, dans laquelle le nerf du droit externe envoie des rameaux au ganglion ophthalmique.

Nous pouvons rapprocher des paralysies du moteur-oculaire certaines affections qui y donnent lieu, ces affections sont intra-crâniennes.

Exostoses, périostoses, tumeurs gommeuses. — Voir les observations du malade de M. Hérard à Lariboisière

(Van Oordt, thèse de Paris, 1859); de Rayer (*Journal de Thérapeutique*, t. VI, p. 90), de Godard (Paralysies de la IIIe paire, thèse de Strasbourg).

Abcès du cerveau. — Comme le prouve une observation du Dr Demotz, les *tubercules du cerveau* (Axenfeld), le *cancer*, comme l'a observé Le Gendre, les *acéphalocystes* et *hydatides* du cerveau (Parrot), les *anévrysmes de la carotide interne*, de la communicante postérieure (Gouguenheim), sont des causes de mydriase.

Commotion cérébrale. — Nous ne chercherons pas à faire de théorie pour expliquer la mydriase en pareil cas. Y a-t-il manque d'influx nerveux? c'est ce que nous croyons, mais de quoi dépend ce défaut persistant d'innervation ; nous nous bornerons à le constater sans chercher à l'expliquer.

Nous trouvons des observations dans la thèse de Bauchet, dans celle de Francès; M. Fano en a publié, et notre maître M. Fleury (de Clermont-Ferrand) (*Union médicale*), a vu un individu atteint de paralysie de la IIIe paire à la suite d'une chute sur la tempe.

Obs. XI. — Théophile G... couvreur, âgé de 48 ans, se présente à la consultation du Dr Daumas le 21 janvier 1876.

Il y a deux mois, il est tombé d'un 4e étage, les suites de la chute ont été une fracture de l'olécrâne gauche, consolidée avec ankylose incomplète, le malade peut très-bien se servir de son bras, contusion des parois thoraciques à gauche, les mouvements d'inspirations sont encore un peu douloureux, et une violente commotion cérébrale. Le malade perdit connaissance, puis il fut pris d'agitation et de délire ; cet état dura 15 jours. Lorsque le calme lui revint il remarqua des troubles visuels et s'aperçut qu'il ne pouvait plus lire un journal.

Les pupilles sont dilatées et ne réagissent que faiblement même avec un fort éclairage; si l'on soumet le malade à l'expérience de la carte percée, la vue est améliorée à droite, mais non à gauche. De ce côté, en effet, il existe un point central de cataracte polaire antérieure qui nous rend compte de la difficulté qu'a le malade à voir à travers une petite ouverture.

L'examen ophthalmoscopique fait reconnaître un astigmatisme composé, hypermétropique dans l'axe vertical, myopique dans l'axe horizontal, à gauche une myopie faible avec astigmatisme myopique dans l'axe horizontal, petite excavation physiologique de la pupille aux deux yeux.

Od ast. my 1/30 ah S = XL (+ 10 et cyl + 30 AV) n° 5 a 9, c h. v. l. og. my 1/12 et ast. my 1/36 ah S = L (+ 10 et cyl — 36 AV) n° 7 a 9", c h. v. l.

Les réponses du malade, lorsqu'on examine l'état de sa vue, lorsqu'on l'interroge sur l'effet des verres d'essai sont très-vagues, la perception cérébrale n'est pas nette et il reste de l'amblyopie suite de sa commotion.

Quinze jours après la vue était améliorée, mais la dilatation ppupillaire persistait encore.

L'hémorrhagie cérébrale occasionne la mydriase en paralysant l'oculo-moteur ou le nerf optique directement ou par compression médiate. C'est un symptôme important lorsque l'attaque vient d'avoir lieu, que le diagnostic est encore indécis; si on trouve une des deux pupilles dilatée, on peut croire à une apoplexie.

Ramollissement cérébrale.—Il est facile de comprendre que la masse cérébrale étant altérée, ne peut plus transmettre l'influx nerveux aux nerfs périphériques qui souvent sont eux-mêmes atteints. On a publié des observations de paralysies de la IIIe paire, dans des cas de ramollissement avec épanchement dans les ventricules (Carrève. Thèse de Paris, 1859).

Méningite, méningo-encéphalite. — Au début de ces affections, dans la période d'excitation on a plutôt du rétrécissement pupillaire, mais lorsqu'arrive la période d'assoupissement, de résolution et surtout le coma, y a presque toujours mydriase. Et ce n'est pas dans ces maladies seules, qu'on observe cela, mais dans toutes celles où les patients sont dans une période de prostration, comme on peut le voir dans la fièvre typhoïde, etc. Toutes les affections du système nerveux accompagnées de dépression, de stupeur et de coma, produisent la dilatation de la pupille.

Dans les *hémorrhagies du cervelet*, on a presque toujours des phénomènes oculo-pupillaires, sur 22 cas de maladies de cet organe, on a trouvé 11 fois de la mydriase (Frauciel. Thèse de Paris).

Enfin, citons encore l'hypertrophie du cerveau qui peut produire des paralysies par compression.

MYDRIASE CONSTITUTIONNELLE.

Certains états diathésiques ont une influence remarquable sur l'état de la pupille et produisent la mydriase par un défaut de nutrition, soit que le sang qui arrive à la pupille ne soit pas en quantité suffisante, soit que la quantité étant normale, le liquide soit vicié dans ses principes constituants.

Diphthérie.— Il n'est pas rare de voir à la suite d'une angine pseudo-membraneuse, la paralysie du sphincter irien et du muscle ciliaire coïncider avec la paralysie du voile du palais et des troubles de la parole; c'est ce qu'a remarqué M. Donders, qui a contribué à fixer l'attention des observateurs sur ce point de la pathologie.

Scheby-Buch, a vu sur 38 cas de paralysie de l'accommodation, la diphthérie, être la cause 24 fois, dans 5 cas la mydriase était due à des empoisonnements par les saucisses.

M. Liebreich, a remarqué que non-seulement le pouvoir accommodatif était moindre, mais qu'encore on pouvait voir une diminution de la réfraction. Ainsi il a vu une jeune fille emmétrope, devenir hypermétrope, puis redevenir emmétrope après la guérison.

Anémie. — Nous avons dit que la pupille était dilatée dans l'anemie cérébrale, nous n'insisterons pas sur l'anémie générale, on comprend que le mécanisme est le même. L'iris a d'abord une tendance à se dilater parce que la tension vasculaire est moindre, ensuite parce que le sang, n'apportant plus les matériaux nécessaires à la nutrition, l'influx nerveux est moins énergique en ce qui concerne l'oculo-moteur; le grand sympathique résiste davantage, aussi l'action des fibres radiées l'emporte-t-elle sur celle du sphincter.

C'est à l'anémie qu'il faut rapporter la dilatation des pupilles des convalescents, des cachectiques (Bowman, Fallot, de Namur), Beau la considère comme un signe de chlorose. Les reconstituants font cesser la mydriase dans ces cas (Blaud de Beaucaire Bull. Thérap. t. XVIII, 11e livraison, novembre 1839, p. 348)(1) Bretonneau l'a remarqué dans un cas de cachexie paludéenne.

Syphilis. — C'est ordinairement par des tumeurs que cette affection produit la mydriase, mais divers auteurs ont cité des cas dans lesquels l'existence de tumeurs n'a pas été reconnue (L'Etendart. Thèse de Paris, p. 32). C'est peut-être alors dans l'altération du sang qu'il faut rechercher la cause, s'il est bien vrai qu'il n'existait aucune tumeur.

Rhumatisme. — Ch. Deval, Mackenzie, Bowman, ont vu des mydriases survenir chez des rhumatisants, ces cas ne sont pas rares, nous avons pu en observer plusieurs, dont la guérison a été assez rapidement obtenue par l'électricité.

(1) Thèse de Leblanc, p. 29.

Albuminurie. — La dégénérescence graisseuse de la rétine (rétinite albuminurique) en est une complication fréquente. On comprend qu'alors l'amaurose puisse provoquer la dilatation de la pupille.

MYDRIASE ARTIFICIELLE, MÉDICAMENTEUSE ET PAR INTOXICATION

Plusieurs agents médicamenteux ont le pouvoir de produire le mydriase, tels sont : la belladone, le datura stramonium, la jusquiame, etc. Nous nous occuperons surtout de ces trois, encore ne parlerons-nous que de leurs alcaloïdes dont l'emploi plus facile donne des résultats plus accentués.

Atropine. — Si on instille dans un œil une goutte d'une solution de sulfate neutre d'atropine à 1:20, la pupille commence à se dilater au bout de 15 minutes, la dilatation maximum a lieu au bout de 25 minutes. L'œil dans lequel l'instillation a été faite se dilate seul, mais il peut arriver que celui du côté opposé soit diversement influencé; ou bien la pupille se contracte sympathiquement parce que l'œil mydriasique est trop vivement frappé par les rayons lumineux, ou bien l'action de l'atropine s'étend jusqu'à lui, et on observe alors une légère dilatation. Ce médicament n'agit pas seulement sur le muscle irien, mais encore sur le muscle ciliaire qu'il paralyse; cette seconde action est un peu plus tardive que la première et la paralysie de l'accommodation n'est complète, d'après Donders, qu'après 100 minutes; d'autres expérimentateurs ne l'ont observée qu'après 4 heures (Dubigadoux. Thèse, p. 24).

Au bout de 42 heures, la pupille commence à se rétrécir, l'accommodation revient peu à peu; vers le troisième jour elle est chez les emmétropes à peu près dans les mêmes conditions que chez les myopes, mais les choses ne sont revenues à leur état normal que vers le onzième jour. L'atropine agit à doses beaucoup plus faibles, nous donnons ici les résultats de quelques expériences de M. Donders.

Solution à 1 : 1800. Dilatation de la pupille : 30 minutes. Paralysie de l'accommodation: de 45 à 60 minutes.

Le lendemain, la pupille avait de la mobilité ; au bout de 3 jours elle avait recouvre tous ses mouvements.

Solution à 1 : 2400. Dilatation de la pupille : de 25 à 33 minutes. La paralysie de l'accommodation commence à 55 minutes. Ces phénomènes diminuent quelques heures après.

Solution à 1 : 9600. Dilatation après 60 minutes. Parésie de l'accommodation : 90 minutes. Dans ce cas l'accommodation n'a pas été entièrement supprimée.

Solution à 1 . 14400. La dilatation de la pupille commence à 40 minutes et se continue pendant 4 heures, 7 heures après l'instillation les mouvements de contraction se faisaient.

Si la solution est portée directement dans la chambre antérieure, l'action est plus prompte (de Graëfe); on sait, en effet, d'après les belles expériences de M. Gosselin, que ces substances transsudent à travers la cornée pour se rendre dans la chambre antérieure où on les retrouve mêlées à l'humeur aqueuse ; ce liquide instillé dans un autre œil agit alors comme mydriatique.

Quant au mode d'action de l'atropine on admet aujourd'hui avec M. Cl. Bernard que c'est par la paralysie des filets terminaux de l'oculo-moteur que se fait la dilatation ; il peut y avoir en outre excitation du sympathique.

L'atropine est employée dans les affections de l'iris pour prévenir les synéchies antérieures ou postérieures et à cause de son action spéciale sur les vaisseaux iriens qu'elle décongestionne.

Daturine. — L'atropine étant peu soluble dans l'eau, on emploie le sulfate d'atropine, mais son usage, s'il est longtemps continué, surtout si ce sel n'est pas complètement neutre, donne souvent lieu à des accidents connus sous le nom d'atropinisme, rougeur et chémosis de la conjonctive, gonflement des paupières, de la peau, érysipèle atropinique. Pour obvier à cet inconvénient on a proposé l'emploi de la daturine, qui est soluble dans l'eau, mais dont l'action est beaucoup moins persistante que celle de l'atropine. En ce sens elle pourrait être préférable lorsqu'on ne veut produire qu'une dilatation passagère, comme pour l'examen ophthalmoscopique. Nous avons essayé à la clinique de M. Daumas l'action de cet alcaloïde, mais les deux malades soumis à ce traitement se plaignirent d'augmentation des douleurs et les instillations durent être interrompues; il est vrai que ces malades avaient été traités auparavant par l'atropine et qu'ils avaient déjà des symptômes d'atropinisme.

Dans d'autres expériences on a trouvé que la daturine avait d'aussi bons effets que l'atropine; c'est ce qui résulte de 17 observations publiées dans le journal d'oculistique de Fano (août et septembre 1875.)

Hyoscyamine.—Schroff prétend que cet alcaloïde, qui, comme la daturine est soluble dans l'eau, a un effet plus rapide et plus persistant que celui de l'atropine; Lemattre est arrivé à des conclusions contraires. On a dit aussi que c'était un antagoniste de l'ésérine plus énergique que l'atropine. Nous n'en avons jamais fait l'expérience, mais nous avons souvent instillé de l'ésérine pour combattre l'effet de l'alcaloïde de la belladone sans avoir obtenu de résultat bien marqué, le pouvoir mydriatique de l'un étant supérieur au pouvoir myotique de l'autre.

Laurent, dans ses expériences sur l'hyoscyamine, en a injecté de 1 à 3 milligrammes dans le tissu cellulaire d'un chien. Il a vu les pupilles se dilater peu après et atteindre leur diamètre maximum au bout de 15 ou 20 minutes. Il pense que cette substance comme la daturine agit en excitant le grand sympathique.

Divers autres médicaments produisent la mydriase, non plus lorsqu'ils sont mis en topiques, mais absorbés à l'intérieur. C'est ainsi qu'un *vomitif violent*, soit par la prostration dans lequel il jette le sujet, soit par l'excitation gastrique, peut amener des phénomènes pupillaires. On peut voir à ce sujet l'observation de Woogt (*Ann. d'oc.*, t. XII, p. 171). Un tisserand prit, en une seule fois, 12 grains d'ipéca, il fut atteint d'une mydriase, qui disparut en trente-six heures.

La dilatation de la pupille accompagne toujours les nausées, c'est ce qu'on a remarqué avec les injections d'*apomorphine*, tant qu'il n'y a pas de vomissements les pupilles sont plutôt contractées que dilatées, mais si les nausées se déclarent on voit un phénomène inverse.

Les *purgatifs* peuvent aussi occasionner des troubles passagers.

Le *nitrate de potasse* qui, d'après M. Gubler, rétrécirait les vaisseaux, la *soude* agissent dans le même sens On voit survenir de la mydriase après un traitement exagéré de Vichy, alors l'état cachectique du malade peut encore nous rendre compte de ce qui se passe.

Le *brome*, le *bromure de potassium*, à hautes doses, le *sulfate de quinine*, lorsque son usage a été longtemps prolongé ou exagéré, la *colchique* ont des effets analogues.

M. Budin (*Progrès médical*, 1874) a fait une relation de l'état de la pupille chez les individus soumis à l'influence du chloroforme. Il ressort de ses observations que dans la première période ou période d'excitation la pupille est dilatée, mais le rétrécissement survient avec la résolution; si alors on vient à réveiller la sensibilité du malade, soit par le pincement, soit par l'electricité, la pupille se dilate de nouveau. Si, quand le malade est en résolution complète, on voit les pupilles se dilater sans provocation, il faut immédiatement cesser l'administration du chloroforme et pratiquer la respiration artificielle. C'est parait-il un signe important et qu'il ne faut pas négliger.

On a trouvé que les choses se passaient à peu près également dans l'*anesthésie par l'éther* et le *protoxyde d'azote*.

Dans l'*ivresse comateuse* les pupilles sont dilatées, le *chloralisme* donne plus souvent lieu à du rétrécissement.

On trouve encore de la mydriase dans les empoisonnements par le *charbon*, le *gaz des fosses d'aisance*, le *plomb*. Guèpin (de Nantes) parle d'un saturnin, qu'il guérit ainsi par des purgatifs; M. Leblanc en a deux observations recueillies l'une dans le service de M. Bernutz, l'autre dans le service de M. Germain Sée; le *mercure* surtout quand il a produit de la cachexie, car dans les empoisonnements aigus par cet agent les pupilles sont rétrécies; le *zinc* à hautes doses; le *nitrate d'argent*, l'*arsenic*; la *cantharide* qui, d'après M. Gubler, agirait en irritant le grand sympathique, il dit que « le pouls se ralentit et se déprime, la température s'abaisse et les forces sont dans la résolution (1); la mydriase ne viendrait donc pas de l'excitation génitale que produit la cantharide en l'éliminant; *certains alcaloïdes de l'opium*, qui ont à un haut degré le pouvoir convulsivant et plongent les malades dans le coma: *thébaïne*, *papavérine*, *cryptopine*. Rameri Bellini (2) décrit deux cas d'intoxication par des semences de *lupin;* les pupilles étaient tellement dilatées qu'on a cru à un empoisonnement par la belladone.

Nous avons cru inutile de nommer cette substance dans le nombre de celles qui amènent des phénomènes oculo-pupillaires par leur absorption à l'intérieur. C'est un fait caractéristique de l'empoisonnement par les solanées que les pupilles sont largement dilatées, il y a en outre des troubles et des aberrations de la vue, état vultueux et chaleur de la face, injection et saillie de l'œil, on observe ces phénomènes dans les intoxications par la *belladone*, *la jusquiame*, *le datura stramonium*, *la morelle noire*, *la douce amère*, *le tabac*.

Citons encore les empoisonnements par l'*aconit*, substance qui, employée en collyre, rétrécit la pupille, le *hachisch*, la *staphysaigre* et son alcaloïde la *delphine*, le *curare* au début, le *cyanure de potassium*, *l'acide cyanhydrique*, le *laurier rose*, la *strychnine*, la *picritoxine*, la *vératrine*, la *digitale*, la *scille*, la *grande ciguë*, le *camphre*, la *fausse augusture*, le *tanguin* de Madagascar, le *gelsenium sempervirens*, le *mouron*.

(1) Leblanc. Loc. cit., p. 51.
(2) Bull. Thér., 25 novembre 1875.

SYMPTOMES.

Ils sont *objectifs* et *subjectifs*.

Objectifs. — La mydriase est simple ou double. Ordinairement simple pour les mydriases idiopathique, traumatique, paralysie de la 3e paire, etc., elle est double dans la plupart des affections du système nerveux, dans la mydriase abdominale, constitutionnelle, par intoxication. Elle survient subitement ou graduellement; dans le premier cas c'est souvent le symptôme qui a le plus frappé le malade et pour lequel il vient consulter le médecin, dans le second surtout si l'affection est unilatérale, il arrive que l'individu affecté n'en ait pas conscience.

La dilatation de la pupille est le signe prédominant; elle est variable dans ses dimensions et dans la forme de l'ouverture. Pour faire des observations exactes sur les diamètres de la pupille dans les cas de mydriases, il faudrait pouvoir les mesurer mathématiquement. Malheureusement tous les instruments qu'on avait jusqu'à ce jour, étaient bien imparfaits et ne pouvaient fournir que des données approximatives, parce qu'on devait mesurer sur la cornée, première cause d'erreur, et parce qu'on ne pouvait supprimer les mouvements des yeux. Dans ces derniers temps, M. le Dr Landolt (1) a présenté un pupillomètre très-ingénieux et par lequel on arrive à des mensurations très-exactes, nous n'en donnerons pas ici la description qui nous entraînerait trop loin, on pourra la trouver aux indications que

(1) Landolt. Ann. di ottalmol. Août 1875, et Comptes-rendus de la Soc. de biol., 1875.

nous donnons, mais nous avons regretté de ne pas l'avoir en plus tôt à notre disposition.

La *dilatation* est moyenne ou grande, parfois même excessive, alors l'iris est réduite à un mince ruban circonscrivant une large ouverture, on a vu son bord antérieur renversé en arrière.

La *forme* est ordinairement ronde, mais elle peut être irrégulière; Neuffer et Melchior ont insisté sur ce fait. Si la paralysie des nerfs ciliaires n'est pas égale dans tous les points, le segment de l'iris le plus rétracté correspondra au point où la paralysie est la plus accentuée. On sait que Cl. Bernard, dans ses expériences, modifiait à volonté la forme de la pupille en sectionnant les nerfs ciliaires dans différents points; c'est par ce mécanisme qu'on explique la déformation pupillaire dans les cas de traumatisme, pupilles de chat, etc. Il faut aussi tenir compte de la courbure de la cornée, un fort astigmatisme cornéen pourra donner à la pupille un aspect non uniforme qui n'existe pas en réalité.

L'*immobilité* de l'iris n'est pas toujours complète; nous avons déjà dit que même dans les cas où on avait sectionné le nerf de la 3ᵉ paire certains agents pouvaient rétrécir la pupille, et que la belladone augmentait encore la dilatation. De même dans la plupart des cas de paralysie du sphincter, on pourrait arriver à observer des contractions pourvu que le stimulus soit assez énergique, mais l'excitant qu'on emploie d'ordinaire pour voir si les mouvements sont conservés ou abolis est la lumière; si sous son influence la pupille ne réagit pas on dit qu'elle est immobile, si elle réagit on note sa mobilité qui peut être faible ou normale.

Nélaton appelait mydriase relative les cas dans lesquels l'iris se contractait faiblement, réservant le nom de mydriase absolue aux paralysies complètes. Melchior réservait aux premiers cas le nom de mydriase, et appelait les seconds paralysies de la pupille, de même Middlemore (*Treatise of deseases of the eye*. London, 1835, t. I, p. 757).

Couleur. — Demours a insisté sur un changement de couleur qui survient chez les mydriasiques, c'est une couleur louche de la chambre postérieure, qu'on a nommée depuis *brouillard de Demours*. Cette teinte gris bleuâtre, comme le dit Stellwag, est due à la grande quantité de rayons lumineux qui pénètrent dans l'œil et qui sont réfléchis; c'est surtout le cristallin porté un peu en avant, qui contribue à la donner; il est bon d'être en garde contre ce symptôme car on pourrait croire parfois à des troubles de cristallin, surtout chez les personnes âgées, chez lesquelles ce signe est souvent accentué.

Pour la même raison que plus haut, si l'éclairage est fort, l'ouverture pupillaire prendra une teinte rougeâtre, comme le dit Sichel, à propos de la mydriase congénitale.

Symptômes subjectifs.

La douleur est très-variable, parfois vive au début, elle cesse brusquement; quelquefois persistante comme dans le glaucome, elle a les caractères de la névralgie ciliaire; dans la plupart des cas elle n'existe pas.

La vue est défectueuse surtout la vue de près, mais ce qu'il y a de remarquable c'est que si on fait regarder le malade à travers une petite ouverture, la vision s'améliore sensiblement. Cela tient à la paralysie de l'accommodation. Nous n'avons pas parlé jusqu'ici de cette complication qui accompagne presque toujours la mydriase, mais non pas cependant si invariablement qu'on ne puisse la voir séparée. Presque tous les cas que nous avons nommés mydriase idiopathique eussent pu être aussi bien appelés paralysie de l'accommodation, car les deux phénomènes sont aussi marqués l'un que l'autre, et il est difficile de dire quel est celui qui est prédominant.

Les changements qui surviennent dans la vision varient suivant l'état de la réfraction oculaire.

Si le sujet est emmétrope la vision sera conservée pour les objets éloignés, mais il lui sera impossible de voir distinctement les objets rapprochés, sans l'adjonction de verres convexes représentant les modifications de courbure qui surviennent dans le cristallin pendant l'acte de l'accommodation; le *punctum proximum* s'est éloigné, mais le *punctum remotum* est resté le même.

S'il est hypermétrope non-seulement le *punctum proximum*, mais encore le *punctum remotum* sera éloigné, la vue à distance sera troublée. Le malade, qui ne voyait les objets éloignés que grâce à son accommodation, ne les distinguera plus nettement qu'au moyen des verres qui corrigent son hypermétropie; pour les objets rapprochés il faudra ajouter le numéro de ces verres aux verres qui corrigent le manque d'accommodation chez un emmétrope. Supposons que nous ayons un hypermétrope à 1/24, le verre convexe n° 24, lui fera distinguer les objets éloignés, si d'un autre côté un emmétrope a besoin d'un verre n° 12, pour corriger son défaut d'accommodation, l'hypermétrope devra pour voir de près ajouter à ce n° 12 le n° 24, qui corrige son amétropie, c'est-à-dire qu'il lui faudra un verre convexe n° 8.

S'il est myope les troubles seront beaucoup moins grands que dans les cas précédents, il verra toujours aussi bien ou aussi mal à longue distance : le *punctum proximum* sera éloigné, mais si la myopie est un peu forte, il pourra encore lire distinctement au *punctum remotum*. Si la myopie est faible, il aura besoin pour lire à 9 pouces de faire usage de verres convexes, mais qui ici, on le comprend, seront en rapport inverse avec le degré de la myopie. Et au contraire de ce que nous avons dit pour un hypermétrope, il faudra ici déduire du verre qui convient à un emmétrope, le numéro du verre qui corrige la myopie. S'il est myope à 1/24, il faudra retrancher ce numéro du n° 12, nous aurons donc : 1/12 — 1/24 = 1/24, il lui faudra pour voir de près un verre convexe n° 24.

Un symptôme très-curieux, qu'on a signalé depuis longtemps, que les uns ont dit exister toujours dans la mydriase, que les autres ont nié complètement (Mauchart, Boyer), a été, dans ces derniers temps, étudié par certains ophthalmologistes, c'est la micropsie. Demours dit l'avoir rencontré chez le tiers des malades ; Neuffer dit à ce propos que les médecins qui ont voulu voir de la micropsie dans tous les cas de mydriase, ont pris un phénomène accidentel pour une généralité. On a donné beaucoup d'explications, nous nous bornerons à citer celle de M. Donders, que n'admet pas M. Warlomont. En parlant des objets éloignés, pour le malade qui fait des efforts d'accommodation, M. Donders dit : « On croit en effet leur distance moindre qu'elle ne l'est en réalité, attendu que l'angle visuel n'est pas devenu plus grand, on s'imagine voir l'objet plus petit. » Il faudrait peut-être tenir compte des différents états de réfraction oculaire qui doivent être pour beaucoup dans ces diverses appréciations des dimensions. C'est surtout dans la mydriase artificielle qu'on a pu faire ces remarques.

Enfin, l'iris ne pouvant plus s'opposer à l'entrée d'un trop grand nombre de rayons lumineux, il peut en résulter des aberrations de sphéricité, de l'éblouissement, de la photophobie.

DIAGNOSTIC.

Nous n'entrerons pas dans les détails du diagnostic différentiels des différentes sortes de mydriases, cela nous entraînerait trop loin. La mydriase, en tant que symptôme, sera facilement reconnue aux signes que nous avons indiqués. Il faudra toujours comparer l'état des deux pupilles et chercher la force de l'accommodation. On tiendra compte aussi de la direction de l'œil, le strabisme externe et le ptosis de la paupière feront penser à une paralysie de la 3e paire.

Les autres éléments de diagnostic seront tirés de l'étude des antécédents, des organes, des fonctions de la constitution, etc.

PRONOSTIC.

Affection à marche variable, souvent rebelle. On peut difficilement lui assigner une durée, et très-souvent le traitement est inefficace. Celle dont le pronostic pourrait être le plus favorable, serait la mydriase *a frigore*, encore la voit-on persister des mois entiers.

TRAITEMENT.

Demours disait que le traitement avait peu d'influence et il a vu des sujets non traités, guérir aussi rapidement que ceux qui étaient soumis à un traitement régulier. Il y a beaucoup d'autres maladies dont on pourrait parler ainsi, nous ne croyons pas que ce soit une raison suffisante pour abandonner les choses à la nature, et si, ce que nous ne voulons pas nier, dans certains cas la mydriase peut guérir seule, le plus souvent une thérapeutique raisonnée et tirée des indications causales sera très-profitable aux malades. Dans les cas de syphilis, d'anémie, de cachexie, le médecin peut mettre fin à une affection qui, par elle-même, n'a pas de tendance à guérir.

Mais Demours voulait parler de la mydriase idiopathique, c'est d'elle aussi que nous nous occuperons, on comprend en effet que la cause fait varier le traitement, et que nous ne pouvons entrer dans tous les détails que nécessiterait un sujet aussi compliqué. Outre les médicaments qui s'adresseront à la cause, on pourra employer comme adjuvants, les moyens dont nous allons parler.

A moins d'indications spéciales, on s'abstiendra de saignées, purgatifs, sétons, diète et autres remèdes qui ont été employés souvent sans grand bénéfice pour le malade.

A l'intérieur on a donné l'aconit (Turnbull), mais surtout l'ergot de seigle (Hanman, Wittschock, Kochanowski, Hairion, Cunier, Mac Evers, Breyer, Comperat). On pourrait s'étonner de voir employer contre la mydriase un médicament qui dilate la pupille, Kochanowski a été conduit à le donner en pensant qu'il exercerait sur les fibres lisses des muscles de l'iris, la même action que sur les muscles de l'utérus, Cunier le donne à la dose de 4 grains pour 40 grains de sucre, en 12 paquets, à prendre d'heure en heure. Breyer l'a employé en frictions, parce qu'il n'était plus toléré à l'intérieur.

On a donné des lavements de tabac. En collyre on a préconisé les substances qui rétrécissent la pupille, décoction de tabac, vin (Mackensie) et teinture d'opium (Stellwag), *euphorbia cyparisias* (Neuhausen), à dose de 1 goutte de suc frais dans 2 onces d'eau, on instille dans l'œil jusqu'à production d'une conjonctivite, qu'on traite par l'acétate de plomb. Mais le médicament, dont l'effet est le plus remarquable, est la fève de Calabar. Une goutte d'un collyre à l'ésérine produit la contraction de la pupille et un spasme de l'accommodation. On a recommandé ces instillations, qui peuvent rendre des services, mais il ne faut pas y avoir une trop grande confiance, l'effet en est très-passager et leur seule utilité est peut-être d'agir par la gymnastique du muscle sphincter.

L'irritation du trijumeau provoque la contraction de la pupille, c'est peut-être en agissant sur lui directement ou indirectement que réussissent les sternutatoires, les vapeurs et collyres d'ammoniaque et d'éther, les vésicatoires à la tempe et au front, pansés simplement ou avec 0,005 ou 0,010 de strychnine (Mackensie), la pommade de Gondret, préconisée par Ch. Deval, on l'applique sur la face externe de la paupière supérieure; les frictions avec la teinture de noix vomique, avec la vératrine, Guthrie mettait 8 grammes de cette substance dans 1 once d'alcool, et badigeonnait la paupière supérieure et le front avec cette solution. Le traitement de Serre d'Uzès repose sur le même principe, il cautérisait avec un crayon de nitrate d'argent, la conjonctive vers la périphérie de la cornée. La cautérisation doit durer jusqu'à production d'un fort larmoiement, on lave ensuite l'œil à grande eau ou mieux avec de l'eau salée, on la répète tous les jours où tous les deux jours. Ce traitement a été adopté par Sanson, Lisfranc, Velpeau ; Ch. Deval remplaçait le nitrate d'argent par le sulfate de cuivre. On a obtenu ainsi des succès, mais il faut bien dire que les contractions qui se produisent sont passagères et n'ont pas toujours donné des résultats bien sérieux.

Dans le même but, on avait proposé l'acupuncture de la cornée, et des titillations de l'iris, Caustatt faisait même chauffer l'aiguille. Ce traitement, il est vrai, n'a jamais été employé que sur des lapins, et nous ne conseillerons à personne de sortir de cette prudente réserve.

La pupille se contracte, quand on ferme fortement les paupières, aussi de Graefe conseillait-il à ses malades de faire plusieurs fois par jour cet exercice ; elle se contracte aussi dans les mouvements de convergence, et sur cette donnée, M. Desmarres faisait regarder la tête d'une épingle, qu'on plaçait près du nez, du côté opposé à l'œil atteint. Se basant sur ce que les alternatives de lumière et d'obscurité favorisent des mouvements de la pupille, il avait institué le traitement qui suit : On prend une carte percée de trous de différentes grandeurs, on la place comme écran devant une lampe donnant une lumière vive, puis le malade fixe ses regards sur la carte à laquelle on imprime des mouvements rapides de va et vient.

C'est une excellente méthode que d'exercer les yeux par la lecture, on fera donc très-bien de donner au malade les verres qui suppléent à son manque d'accommodation, mais en ayant soin de leur donner un numéro un peu faible, pour qu'il ait à faire des efforts, et qu'on diminuera à mesure que l'accommodation augmentera C'est ainsi que Cunier et Fronmuller ont obtenus de très-beaux résultats.

Dans tous ces remèdes, il y en a d'excellents, dont on ne doit pas négliger l'emploi, mais qu'on ne peut appliquer indifféremment à tous les malades. En outre, les améliorations qu'ils procurent ne répondent pas toujours à l'espérance du médecin. La médication qui paraît donner les meilleurs résultats, et que presque tous les praticiens ont adoptée aujourd'hui est l'électricité, les uns se servent de courants induits, les autres de courants continus. Inférieurs peut-être aux premiers lorsqu'on veut agir périphériquement, lorsqu'on veut agir sur les muscles, les courants constants doivent, croyons-nous, être préféré chaque fois qu'on veut agir sur les centres et la circulation.

Dans les cas de mydriases que nous avons vus traiter par M. Onimus, les séances d'électricité de quatre ou cinq minutes de durée, étaient renouvelées tous les jours.

Les courants employés étaient faibles de 5 à 10 éléments, et les rhéophores ainsi placés : pôle positif sur le ganglion cervical supérieur, pôle négatif sur la paupière de l'œil affecté.

Nous avons vu obtenir ainsi des améliorations très-rapides, et ces résultats sont d'autant meilleurs que l'affection est dans beaucoup de cas très-rebelle, que jusqu'ici dans les nombreux agents thérapeutiques employés contre elle, on n'avait aucun moyen sérieux de la combattre. Nous ne chercherons pas à savoir comment agit l'électricité, qu'il nous suffise de constater qu'elle a réussi comme le prouvent les observations que Benedick rapportent dans son électrothérapie, celles de M. Giraud-Teulon et de beaucoup d'ophthalmologistes et électrothérapistes.

Nous ne voulons pas dire que l'électricité soit un remède d'une certitude absolue ; on trouvera des mydriases qui lui résisteront comme à toutes les médications, mais même avec ces insuccès, c'est encore le moyen le plus sûr. Au reste, on pourra avantageusement lui associer plusieurs des moyens que nous avons indiqués plus haut.

Obs. XII. — Léon M... 27 ans, se présente à la consultation le 15 octobre 1872.

Asthénopie par hypermétropie, et à l'œil gauche mydriasis datant d'une semaine.

DDC. Hm 1/24 S = 1/4 avec (+ 24) lit n° 1 de l'œil droit.

Il lui ordonne des courants continus.

Le 28 novembre, la mydriasis est diminuée de moitié, la pupille réagit à la lumière, mais n'a pas encore recouvré ses dimensions normales.

Obs. XIII. A... 42 ans, bijoutier, a été pris il y a sept semaines de maux de tête, et un matin il s'est aperçu que la paupière supérieure du côté droit ne pouvait se relever et que la pupille était plus dilatée que celle du côté opposé.

Au bout de quatre séances d'électricité la paupière supérieure avait ses mouvements, au bout de neuf séances la guérison était complète.

Obs. XIV. — P... 55 ans, forgeron, a des troubles de la vue depuis le mois de juin 1868.

L'œil droit est emmétrope, l'œil gauche légèrement myope, de ce côté il y a paresse du droit interne et parésie de l'accommodation.

Le droit interne avait été complètement paralysé, mais cet état s'était amélioré sous l'influence d'un traitement interne.

Au bout de cinq séances d'électricité le muscle avait repris tous ses mouvements, la paralysie de l'accommodation ne fut guéri qu'au bout de douze séances.

Obs. XV. — Madeleine B... 43 ans, ouvrière, s'est aperçue depuis deux mois que la paupière droite faiblissait, actuellement, elle recouvre tout le globe, la vue de près se fait mal.

Au bout de trois séances la paupière se relève à moitié, complètement au bout de sept séances, l'accommodation n'est pas entièrement revenue.

Obs. XVI. — Mme V... 58 ans, voit trouble depuis un mois de l'œil droit, l'examen de la vue donne :

Od Hm 1/30 S = 2/3 (+ 10) n° 6 difficilement ; Pr 1/12 n° 1 a 9.

Ch. v. l. Og Hm 1/30 S = 2/3.

Après quelques jours la paupière se relève et au bout de seize séances l'examen de la réfraction donne :

Od Hm 1/30 S = 2/3 lit le n° 4 avec + 12 qui est son numéro de presbytie.

Og. *Status idem.*

L'amélioration a continué, elle lit actuellement le n° 2 à 9 pouces.

Obs. XVII. — (Observation de M. Giraud-Teulon, publié par M. Boucheron. Thèse de Paris). P... 32 ans, employé de commerce, se présente à notre clinique, accusant des troubles de la vue.

Il offre une hypermétropie manifeste de 1/24 et une paralysie complète de l'accommodation avec mydriase.

Antécédents spécifiques non douteux.

Une seule application du courant continu approche le punctum proximum à 2 pieds ou 24 pouces.

Le malade n'a pas reparu.

A. Parent, imprimeur de la Faculté de Médecine, rue M^r-le-Prince, 31

www.ingramcontent.com/pod-product-compliance
Ingram Content Group UK Ltd.
Pitfield, Milton Keynes, MK11 3LW, UK
UKHW022118260726
13993UKWH00003B/1093